아로마
에센셜
레시피

NINSHIN, SHUSSAN, IKUJI NO TAME NO AROMA THERAPY
Copyright © 2004 by Kouji SAMEJIMA
All rights reserved.
Interior photographs by Yasuo YOSHIZAWA, Yasuhiro KAWABATA
Interior illustrations by Yumi MORITANI
First published in Japan in 2004 by IKEDA Publishing Co., Ltd.
Korean translation rights arranged with PHP Institute, Inc. through Greenbook Agency

© 2023, Chaekann Publishing

이 책의 한국어판 저작권과 판권은 그린북 에이전시를 통한 권리자와의 독점 계약으로 책앤 출판사에 있습니다.
저작권법에 의해 한국 내에서 보호를 받는 저작물이므로 무단 전재와 무단 복제, 전송, 배포 등을 금합니다.

Recipes of Aromatherapy Essential Oil

임신·출산·육아를 위한

힐링 에디터

아로마 에센셜 레시피

사메지마 고지 지음 | 최윤영 옮김

CHAEK-ANN

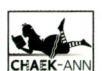

임신 · 출산 · 육아를 위한 힐링 에디터
아로마 에센셜 레시피

초판 1쇄 발행 2023년 6월 10일

지은이	사메지마 고지
옮긴이	최윤영
펴낸이	홍건국
펴낸곳	책앤
책임 편집	이선희
디자인	김규림
출판등록	제313-2012-73호
등록일자	2012. 3. 12
주소	서울시 동작구 보라매로5가길7, 캐릭터그린빌1321
전화	02-6409-8206
팩스	02-6407-8206
홈페이지	http://blog.naver.com/chaekann
이메일	chaekann@naver.com

ⓒ 사메지마 고지

ISBN 979-11-88261-12-3 13590

이 책은 저작권법에 따라 보호를 받는 저작물이므로 무단전재와 복제를 금지하며,
이 책 내용의 전부 또는 일부를 사용하려면 반드시 저작권자와 책앤의 서면 동의를 받아야 합니다.

· 잘못되거나 파손된 책은 구입하신 서점에서 교환해 드립니다.
· 값은 뒤표지에 있습니다.

들어가며

　최근 몇 년간 임신 시기부터 출산 이후에 이르기까지 아로마테라피를 활용하는 사람이 많아졌습니다. 아기와 산모에게 미칠 영향을 생각해서 되도록 약을 쓰지 않으려고 하는 시기이기 때문이지요. 그런 연유로 많은 산모가 천연 소재인 에센셜 오일이나 허브를 사용하여 자신이 지닌 치유 능력을 높임으로써 불편한 증상을 개선하는 방법을 알고 싶어 합니다.

　한편 아로마테라피를 하고 싶은데, 아기와 산모에게 미칠 나쁜 영향에 대한 의문의 목소리도 들려옵니다. 에센셜 오일이나 허브는 사용법에 따라 안전한 효과를 충분히 발휘하지만, 반대로 나쁜 영향을 줄 수 있다는 의견도 있으니까요.

　그래서 임신 중에 사용해도 안전한 것과 피해야 할 것 등 에센셜 오일과 허브, 아로마테라피에 관해 먼저 올바르게 알아두는 자세가 중요하겠지요. 그런 다음에 임신, 출산, 산후 시기에 맞춰서 아기와 유아에 대한 고민에 맞는 적절하고 좋은 레시피를 적용해보면 어떨까요?

　아로마테라피는 스스로의 힘을 이용하여 심신을 치유하는 무척 근사한 요법입니다. 모든 산모가 올바른 지식을 가지고 적용해 아기와의 소중한 시간을 건강하고 즐겁게 보낼 수 있기를 바랍니다.

Contents

들어가며 •005

PART 1

아로마테라피의 **기초 지식**

아로마테라피란? •012

에센셜 오일의 성분과 작용 •015

에센셜 오일의 선택과 사용법 •022

    ↳ 블렌딩 오일 선택법 •024

    ↳ 케모타입에 대해 •025

    에센셜 오일을 선택하는 포인트 •026

    에센셜 오일을 안전하게 사용하기 위한 포인트 •029

    From Clinic 아로마테라피가 있는 클리닉 •032

아로마테라피 적용법 •034

    방향욕 | 아로마 목욕 | 부분욕 | 찜질 | 흡입 | 아로마 크림 | 아로마 마사지

    ↳ 아로마테라피를 이용할 때 주의할 점 •051

허브차의 성분과 작용 •052

허브차 내리는 법 •055

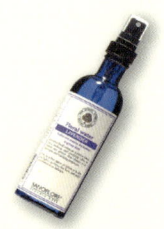

PART 2

임신 중의 **아로마테라피**

    From Clinic 임신 중의 몸과 마음 •058

임신 중에 사용할 수 있는 에센셜 오일에 관해 •060

    ↳ 뱃속 아기와 대화를 나눠보자 •062

| 임신 중의 고민을 해소하기 위한 레시피 모음 |

임신 초기의 고민

식욕 부진 •064

입덧 •066

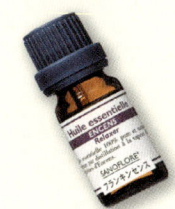

임신 중기에서 후기까지의 고민

다리 경련 •068

치질 •070

질염 •071

정맥류 •072

임신선 •074

임신우울증 •076

치통 •078

빈혈 •079

불면증 •080

변비 ✽082

속쓰림 •084

부종 •086

요통·배통 •088

PART 3

출산 시기의 **아로마테라피**

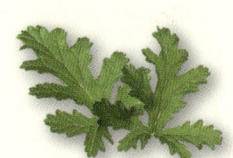 출산 시의 몸과 마음 •092

출산 시기에 사용할 수 있는 에센셜 오일에 관해 •094

출산 시 고민을 해소하기 위한 레시피 모음

출산 시기의 고민

긴장 •096

진통 •098

미약 진통 •100

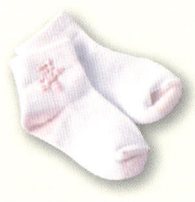

PART 4

출산 이후의 **아로마테라피**

From Clinic 출산 후의 몸과 마음 •104

출산 후 사용하는 에센셜 오일에 관해 •106

출산 후 고민을 해소하기 위한 레시피 모음

출산 후 고민

후진통 •108

회음부 통증 •110

젖몸살 •111

건초염이나 어깨결림 등 손목부터 어깨까지
각종 통증 관리법 •112

유선염 •114

냉증 •116

방광염 •117

모유 분비 어려움 증상 •118

산후우울증 •120

부종 •122

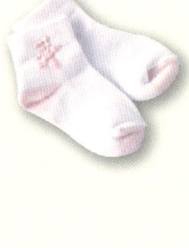

↘ 임신 중과 출산 후 감기, 꽃가루알레르기, 두통에 대한 대책 •124

↘ 세탁물과 기저귀 냄새에 대한 대책 •125

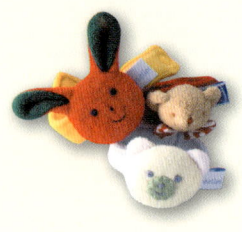

PART 5

영유아를 위한 **아로마테라피**

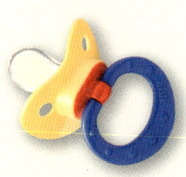

From Clinic 영유아의 몸과 마음 •128

베이비 마사지 •130

베이비 마사지를 할 때 주의할 점 •132

베이비 마사지 방법 •134

영유아에게 사용하는 에센셜 오일과 식물성 오일, 플로럴 워터에 관해 •140

아기와 유아의 고민을 해소하기 위한 레시피 모음

아기와 유아의 고민

땀띠 •142

기저귀 발진 •143

짜증 •144

지루성 피부염 •145

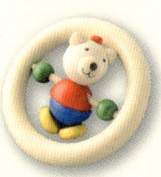

기침 •146

피부 건조 •147

벌레 물림 •148

밤중 울음 •149

나가며 •150

부록

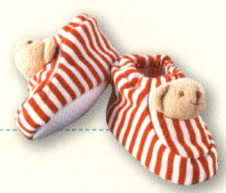

아로마 오일 체크리스트 •151

에센셜 오일의 종류와 효과 일람표 •152

에센셜 오일&허브 소개 •156

참고 문헌 •160

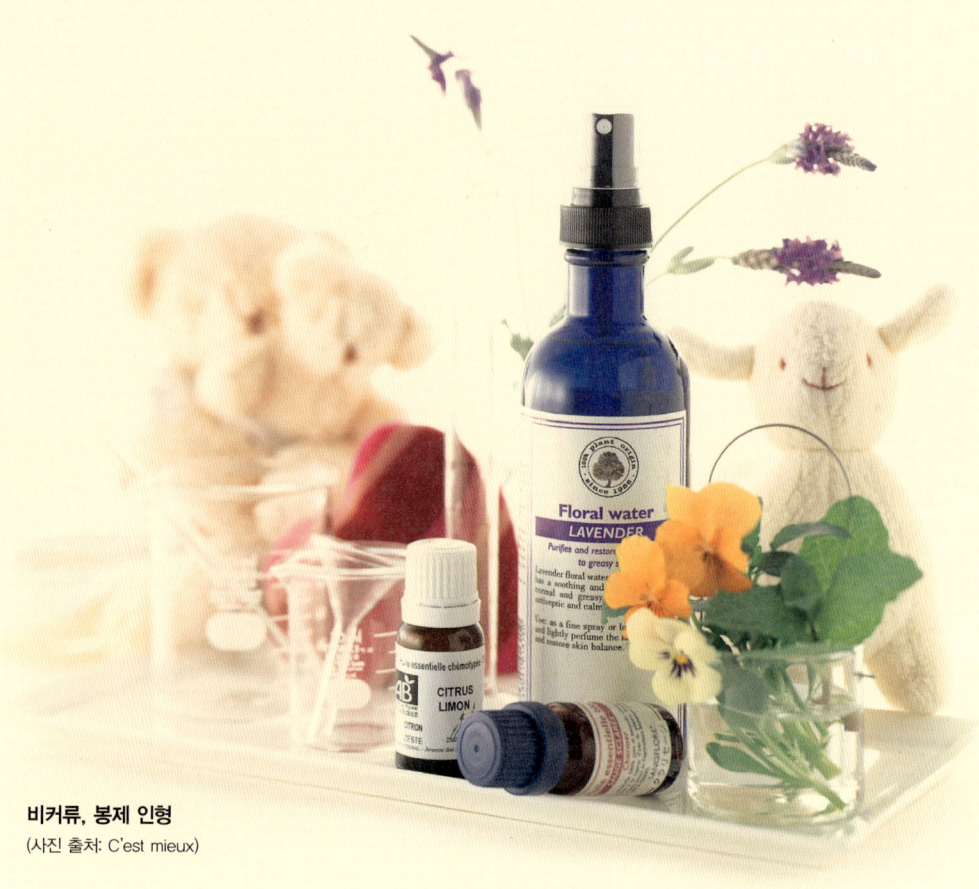

비커류, 봉제 인형
(사진 출처: C'est mieux)

○ 아로마테라피에 사용되는 에센셜 오일과 허브는 때로는 부드럽게,
때로는 강하게 우리의 몸과 마음에 영향을 줍니다.
따라서 포함 성분이나 사용법을 정확하게 이해하고
신중하게 선택하는 자세가 대단히 중요하지요.
특히 에센셜 오일은 선택법과 사용법에 따라서는 약을 대신해
유용하게 활용할 수도 있지만, 자칫하면 나쁜 영향을 미칠 수도 있으니까요.
임신 중인 여성이나 영유아에게 사용할 수 없는 에센셜 오일도 있습니다.
꼼꼼하게 확인하고 이해한 다음, 안전하고 효과적으로
아로마테라피를 이용하세요.

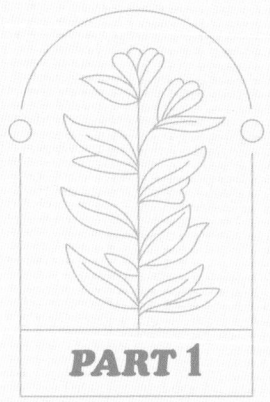

아로마테라피의
기초 지식

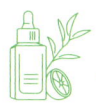

아로마테라피란?

 **식물의 방향 물질을 이용하는
오래된 자연요법**

누구에게나 좋아하는 식물의 향을 맡고 마음이 차분히 안정되거나 옛 생각에 사로잡혔던 경험이 있지 않나요?

식물이 지닌 향에는 매우 신비한 힘이 있습니다. 그 힘의 원천인 식물의 향유, 즉 에센셜 오일을 사용해 사람의 건강과 미용에 도움을 주는 자연요법을 영어로는 아로마테라피(aromatherapy), 프랑스어로도 똑같이 아로마테라피(aromathérapie)라고 합니다.

식물의 향에 있는 성분이 치료에 도움을 준 역사는 오래되었습니다. 3000년도 전부터 이미 중국이나 중동, 인도 등에서 도입되었지요. 고대 그리스의 히포크라테스('의학의 아버지'로 불리는 인물)도 약용 식물(허브)을 바탕으로 한 처방을 400여 개나 남겼습니다.

'자연의 향'(aroma)과 '치료법'(thérapie)을 이용한 조어 '아로마테라피'를 고안한 인물은 프랑스의 화학자 르네 모리스 가테포세(Rene-Maurice Gattefosse)예요. 그는 향료 회사의 연구실에서 폭발 사고를 당해 손에 화상을 입었을 때, 라벤더 오일을 치료제로 사용했더니 놀랄 만큼 증상이 빠르게 진정되면서 치유된 사실에 깜짝 놀랐습니다. 그 일로 피부병 치료에 에센셜 오일을 사용하는 방법에 관심을 가지게 되어 연구를 진행했고, 1928년 한 과학 논문에서 '아로마테라피'라는 용어를 처음 사용했지요.

일본에서는 1985년에 아로마테라피에 관한 책이 번역서로 출판되면서 아로마테라피가 어떤 것인지 많은 사람이 알게 되었습니다.

몸과 마음에 작용하는 에센셜 오일의 방향 성분

그렇다면 왜 아로마테라피는 우리의 건강과 미용에 도움이 될까요? 그 비밀은 에센셜 오일에 포함된 성분에 있어요.

에센셜 오일은 방향 식물(허브)에서 추출되는 향을 지닌 휘발성 높은 물질로, 그 하나하나에는 수십에서 수백 종류의 다양한 방향 성분이 포함되어 있습니다. 이 성분이 체내에 들어가 약효 성분으로 우리의 몸과 마음에 작용하는 거지요. 이를테면 라벤더 오일에는 초산리나릴이라는 성분이 포함되어 있는데, 신경계를 진정시키는 생리활성물질(세로토닌)을 분비하는 기능이 있습니다. 그래서 라벤더 오일을 손수건에 떨어뜨려 그 향을 맡으면 심신이 편안해지지요.

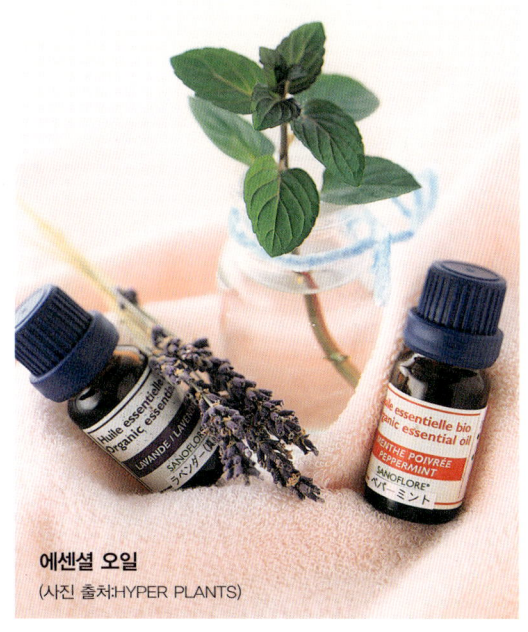

에센셜 오일
(사진 출처:HYPER PLANTS)

PART 1 아로마테라피의 기초 지식

방향 성분은 코, 피부, 폐 등을 통해 뇌를 비롯한 전신에 도달한다

방향 성분을 체내로 들이는 경로는 2가지로 생각할 수 있어요.

첫 번째는 코로 흡입해 뇌 신경에 작용하는 경로입니다. 코의 입구(콧구멍)를 통해 콧속(비강)으로 들어간 방향 성분은 안쪽 깊숙이 있는 후각 상피에 흡수됩니다. 이 후각 상피에는 2,000만 개 정도의 후각모가 나 있는데, 이 후각모가 수용기로 작용해 점액에 녹아든 방향 성분을 인지하지요. 이어서 전기화학적 신호로 치환되어 먼저 뇌의 일부인 대뇌변연계로 향합니다. 대뇌변연계는 희로애락의 감정 표현(정서)에 깊이 관여하는 영역입니다. 그다음으로 해마(기억에 관여하는 영역)와 시상하부(자율신경, 내분비계, 면역계의 항상성 유지 조절기구를 담당하는 영역)로 전달됨으로써 신경화학물질의 방출이 일어나지요.

두 번째는 피부와 폐 등을 통해 혈중으로 들어가 장내를 순환하며 장기에 직접 작용하는 경로예요. 에센셜 오일을 사용한 오일이나 크림 마사지가 이 경로를 이용하는 방법이지요.

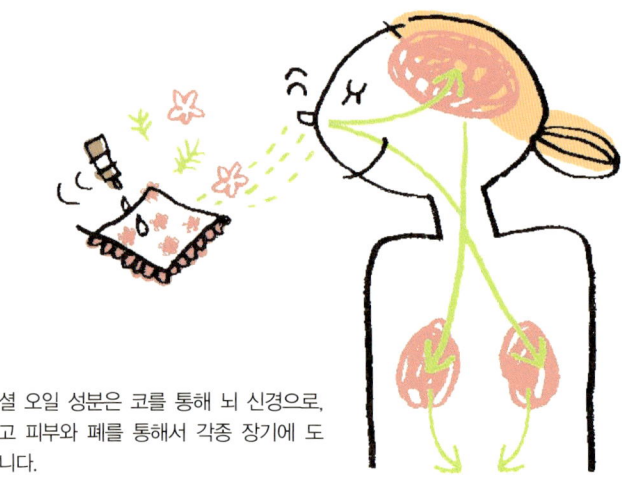

에센셜 오일 성분은 코를 통해 뇌 신경으로, 그리고 피부와 폐를 통해서 각종 장기에 도달합니다.

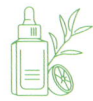

에센셜 오일의 성분과 작용

 에센셜 오일을 효과적이고 안전하게 사용하려면 포함 성분을 아는 것이 중요하다

에센셜 오일 하나만 해도 수십에서 수백 가지에 이르는 성분으로 이루어져 있습니다. 에센셜 오일의 종류에 따라 포함되는 성분의 종류는 완전히 다르며, 그로 인해 우리의 심신에 미치는 영향도 다양하지요. 그래서 하나의 에센셜 오일의 약리 작용을 아는 데 필수적인 것이 내용 성분표예요. 어떤 성분이 어느 정도의 비율로 포함되어 있는지, 그것을 구체적으로 알 수 있는 데이터 표를 말합니다. 이 내용 성분표를 보면 각각의 에센셜 오일 작용을 대부분 알 수 있어요.(p.27 사진 참조) 예를 들면 티트리의 경우, 항균 작용을 지닌 모노테르펜 알코올류 50%, 모노테르펜 탄화수소류 30%, 산화물류 5%를 포함해요.(제품에 따라 성분 배합률에는 다소 차이가 있습니다.) 따라서 세균이나 바이러스, 곰팡이에 효과적이고 뛰어난 소독제나 살균제로 사용되는 이유를 알 수 있지요.

또한 에센셜 오일의 독성에 대해서도 포함된 성분을 알면 확인할 수 있습니다. 성분 중 일부는 피부 자극, 간 등의 장기 손상, 신경 마비처럼 사람에게 영향을 미치는 독성을 지니는데, 그것이 에센셜 오일의 독성이기 때문입니다.

이처럼 에센셜 오일에 포함되는 성분과 그 작용, 독성을 알아두면 에센셜 오일을 안전하고 효과적으로 사용할 수 있겠지요.

특히 임신 중이거나 수유기의 여성이나 아기, 유아에게 사용할 때, 심신에 미치는 영향을 잘 살펴본 후 에센셜 오일을 선택해 사용하는 자세가 매우 중요합니다.

에센셜 오일의 주요 작용

울혈 제거 작용	몸 안에 고여 있는 혈액을 제거하는 작용
울체 제거 작용	몸 안에 정체된 수분을 제거하는 작용
유사 에스트로겐 작용	난포를 발육시키는 호르몬 활동을 자극하는 작용
완하 작용	장 속을 이완시켜 배변을 촉진하는 작용
간 기능 강화 작용	간의 기능을 자극하여 촉진하는 작용
담낭 기능 강화 작용	담낭의 기능을 자극하여 촉진하는 작용
강심 작용	심장을 자극하고 활성화하는 작용
강장 작용	몸의 다양한 기능과 능력을 향상시키는 작용
거담 작용	기관지의 점액 분비를 증가시켜 배출을 통해 제거하는 작용
구충 작용	장내 기생충을 구제하는 작용
혈압 강하 작용	혈압을 낮추는 작용
혈액 유동화 작용	막힌 혈액순환을 원활하게 흐르게 하는 작용
혈관 확장 작용	혈관벽을 확장하는 작용
해열 작용	몸을 식혀 높은 체온을 떨어뜨리는 작용
건위 작용	소화액 분비 활동을 자극해 위를 튼튼하게 하는 작용
항알레르기 작용	천식이나 꽃가루알레르기 등의 알레르기 반응을 줄이는 작용
항바이러스 작용	바이러스(B형간염, C형간염, HIV, 헤르페스 등)의 증식을 억제하는 작용
항우울 작용	우울한 기분을 밝게 해주는 작용
항염증 작용	염증과 열을 가라앉히는 작용
항카타르 작용	점막이 헐면서 붓는 증상을 없애는 작용
항균 작용	균의 증식을 억제하는 작용
항경련 작용	경련을 억제하는 작용
항혈전 작용	혈액이 쉽게 응고해 덩어리지는 것을 방지하는 작용
항진균 작용	곰팡이로 인한 감염증(칸디다질염, 무좀 등)을 치료하고 균을 죽이는 작용

항히스타민 작용	알레르기 증상을 억제하는 작용
유사 코르티손 작용	부신피질호르몬의 일종으로 항알레르기 작용이 있는 코르티손과 비슷한 기능
최음 작용	성욕을 강화하는 작용
최유 작용	유즙 분비를 증대시키는 작용
살균 작용	세균과 싸워 사멸시키는 작용
자궁 기능 강화 작용	자궁을 튼튼하게 하는 작용
지방 분해 작용	조직에서 지방을 제거하는 작용
소화 촉진 작용	담낭의 기능을 자극하여 촉진하는 작용
정혈 작용	심장을 자극하고 활성화하는 작용
소독 작용	소화를 돕는 작용
식욕 증진 작용	식욕을 돋우는 작용
신경계 진정·강화 작용	신경전달물질인 세로토닌, 도파민에 작용해 정신적인 진정을 촉진하는 활동
신경 자극(강화) 작용	아드레날린의 분비량을 증가시켜 에너지를 증진하는 작용
조직 재생 작용	손상된 조직을 회복하는 작용
담즙 분비 촉진 작용	담즙의 분비량을 증대시키는 작용
진경 작용	경련을 가라앉히는 작용
진정 작용	흥분을 가라앉히는 작용
진통 작용	통증을 완화하는 작용
통경 작용	생리를 촉진하고 규칙적으로 하는 작용
점액 용해 작용	달라붙은 점액(가래)을 배출하는 작용
발한 작용	땀 배출을 촉진하는 작용
반흔 형성 작용	상처가 나아 반흔 조직(딱지)이 생기도록 돕는 작용
분만 촉진 작용	순산을 돕는 작용
면역 기능 강화(면역 자극) 작용	면역 기능을 높이는 작용
면역 조절 작용	면역 기능의 균형을 맞추는 작용
이뇨 작용	소변 배설을 촉진하는 작용

신경독성	신경 조직에 파괴적인 효과, 또는 독성을 가지는 성질

에센셜 오일의 종류와 성분

분류 \ 성분	1. 모노테르펜 탄화수소류	2. 세스퀴테르펜 탄화수소류	3. 모노테르펜 알코올류
대표적인 성분	캄펜, 사비넨, 테르피넨, 파라시멘, 피넨, 미르센, 리모넨, δ 3-카렌 등	β-카리오필렌, β-비사볼렌, 아줄렌, 카마아줄렌, 브루네센, 파르네센 등	L-멘톨, 게라니올, 시트로넬롤, 투자놀, 테르피네올, 테르피넨4올, 네롤, 리날로올 등
작용	울체 제거, 강장, 거담, 항염증, 유사 코르티손, 약한 살균, 약한 소독, 조직 재생, 진통 작용 등	울체 제거, 약한 강압, 항알레르기, 항염증, 항히스타민, 살균, 약한 소독, 진정 작용 등 (일부 진경, 진통 작용)	구충, 항바이러스, 항균, 살균, 강한 소독, 신경 기능 강화, 면역 조절 작용 등
특징	대부분의 에센셜 오일에 존재하며, 감귤류에는 90% 이상을 차지하는 주요 성분. 빛, 열, 공기에 변질되기 쉽다.	항알레르기, 항염증, 항히스타민 작용이 있어 소화제로 사용된다.	독성이 없고 피부 자극의 원인이 되지 않아 안전성이 높다.(단, 에센셜 오일 속 기타 성분도 확인해야 한다.)
독성	광독성, 피부 자극 있음	없음	없음
이 성분을 포함하는 에센셜 오일	감귤류(그레이프프루트, 스위트오렌지, 베르가모트, 만다린, 레몬 등), 사이프러스, 주니퍼, 티트리, 네롤리, 파인, 펜넬, 프랑킨센스, 페퍼민트, 마조람, 로즈메리 캠퍼	클로브, 저먼 캐모마일, 파촐리	일랑일랑, 클라리세이지, 주니퍼, 라벤더, 스위트오렌지, 제라늄, 타임, 티트리, 네롤리, 바질, 팔마로사, 페티그레인, 페퍼민트, 베르가모트, 마조람, 만다린, 레몬, 유칼립투스, 로즈, 로즈우드

지금까지 에센셜 오일에 포함되는 방향 성분은 3,000종 이상이 발견되었습니다. 방향 성분의 화학적 조성과 약리 작용을 보면, 크게 12가지 그룹으로 나눌 수 있어요.

	4 세스퀴테르펜 알코올류	5 디테르펜 알코올류	6 페놀류
	카로톨, 글로불롤, 산탈롤, 세드롤, 네롤리돌, 파출롤, 비사볼롤, 비리디플로롤 등	스클라레올, 피톨 등	카르바크롤, 오이게놀, 티몰, 카비콜 등
	울혈 제거, 유사 에스트로겐, 간 기능 강화, 항알레르기, 항바이러스, 항균, 살균, 강한 소독, 신경 기능 강화 작용 등	유사 에스트로겐, 완하, 거담, 항바이러스, 항진균, 약한 살균·소독 작용 등	구충, 혈관 확장, 항바이러스, 항균, 항진균, 강한 살균·소독, 신경 기능 강화, 면역 기능 강화 작용
	독성이 없고 피부 자극의 원인이 되지 않아 안전성이 높다. 유사 에스트로겐 작용이 있어 임신 초기에는 저농도로 사용 유의	독성이 없고 피부 자극의 원인이 되지 않아 안전성이 높다. 유사 에스트로겐 작용이 있어 임신 초기에는 저농도로 사용 유의	매우 강한 살균·소독, 항균 작용이 있다.
	없음	없음	대량 및 장기 사용 시 간독성. 피부 자극성을 띠므로 단기 및 저농도로 사용 유의. 또한 피부를 손상시키므로 원액을 피부에 직접 바르지 않을 것.
	클라리세이지, 사이프러스, 샌들우드, 저먼 캐모마일, 니아울리, 네롤리, 파촐리, 베르가모트	클라리세이지, 재스민	오레가노, 클로브, 타임, 바질

에센셜 오일의 종류와 성분

분류 \ 성분	7 페놀에테르류	8 알데히드류	9 케톤류
대표적인 성분	사프롤, 메틸카비콜, 트랜스-아네톨, p-크레실메틸에테르 등	아세트알데히드, 아니스알데히드, 옥틸알데히드, 커민알데히드, 게라니알, 시트로넬랄, 네랄, 노난알 등	카르본, 캠퍼, 크립톤, 시스자스몬, 투욘, 피노카르본, 펜촌, 버베논, 멘톤, β-디온 등
작용	항바이러스, 항경련, 강한 살균·소독, 신경 자극, 진정, 면역 자극 작용 등	강장, 혈압 강하, 해열, 혈관 확장, 항바이러스, 항염증, 항경련, 항진균, 신경계 진정, 진통, 면역 자극 작용 등	담즙 분비 촉진, 간 기능 강화, 거담, 지방 분해, 진정, 점액 용해, 반흔 형성 작용 등 (일부 강장, 항혈전, 소화, 진정 작용)
특징		강력한 방향을 발하며 반응성이 풍부한 불안정한 물질	쉽게 변하지 않는 안정적인 화합물
독성	신경독성 및 대량·장기 사용 시 간독성, 피부 자극성을 띠므로 단기·저농도로 사용 유의	피부 자극이 강하며 알레르기 반응을 일으키는 경우가 잦으므로 저농도로 사용 유의. 또한 피부를 손상시키므로 원액을 피부에 바르지 않을 것.	신경독성이 있으므로 다량 함유된 에센셜 오일은 주의가 필요. 또한 영유아, 임산부에게는 단기·저농도로 사용 유의
이 성분을 포함하는 에센셜 오일	타라곤, 펜넬	시트로넬라, 레몬그라스, 레몬 유칼립투스	캠퍼, 저먼 캐모마일, 세이지, 히솝, 페퍼민트, 로즈메리 캠퍼, 로만 캐모마일, 웜우드

10 에스테르류	11 산화물(옥사이드)류	12 락톤류
안젤산이소아밀, 안젤산이소부틸, 안식향산벤질, 초산오이게놀, 초산게라닐, 초산시트로넬릴, 초산벤질, 초산네릴, 초산리나릴, 살리실산메틸, 프로피온산네릴 등	1,8시네올(유칼립톨), 아스카리돌, 비사볼롤옥사이드 등	쿠마린, 재스민락톤, 푸로쿠마린, 베르갑텐 등
항바이러스, 항염증, 항경련, 신경계 진정 강화, 반흔 형성 작용 등	거담, 항바이러스, 항카타르, 항균, 항진균, 점액 용해 작용 등	거담, 혈액 유동화, 해열, 항경련, 지방 용해, 점액 용해 작용 등(일부 항바이러스, 항진균 작용)
약한 과일향을 발하며, 작용이 부드럽고 독성이 없는 안전성 높은 성분. 식물과 과일이 무르익을 때 많이 생성된다.	남다른 강한 반응성을 지닌 탓에 고온에 두거나 공기 및 물에 오래 노출되면 쉽게 분해된다.	항혈전 작용이 있는 혈압 강하제로, 진정제이면서 정신 고양 작용을 보인다.
없음	피부 자극성이 높으며, 특히 영유아에게는 저자극으로 사용 유의	햇볕 알레르기, 피부 자극성, 신경독성이 있으므로 다량 함유된 에센셜 오일에는 주의가 필요. 특히 영유아, 임산부에게는 단기·저농도로 사용 유의. 참고로 쿠마린류에는 광독성이 있다.
일랑일랑, 클라리세이지, 클로브, 재스민, 라벤더, 팔마로사, 헬리크리섬, 베르가모트, 로만 캐모마일	저먼 캐모마일, 티트리, 니아울리, 헬리크리섬, 로즈메리 캠퍼, 라벤사라 아로마티카, 유칼립투스 글로불루스, 유칼립투스 라디아타	그레이프프루트, 베르가모트, 레몬

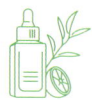

에센셜 오일의 선택과 사용법

🌿 100% 순수한 천연 에센셜 오일을 선택한다

요즘은 다양한 기업과 수입매장 등에서 수많은 종류의 에센셜 오일을 판매하고 있습니다. 잡화점에서 보는 경우도 많지요. 이 중에서 아로마테라피에 사용할 제품을 선택할 때, 무엇을 기준으로 하면 좋을까요?

명심할 것은, 아로마테라피란 에센셜 오일 속 성분을 몸속에 흡수시키는 요법이라는 사실입니다. 질 낮은 에센셜 오일은 피하고, 정말 좋은 에센셜 오일, 즉 높은 품질과 안전성 있는 제품을 선택하는 것이 중요하지요. 그러려면 100% 순수한 천연 제품이 필수 조건입니다.

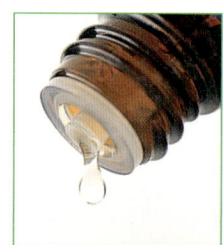
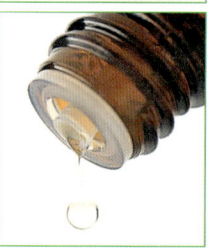

농약이나 화학비료, 합성향료 등의 혼합물이 없어야 하고, 어떤 성분을 첨가하거나 제거해도 안 됩니다.

🌿 합성향료나 알코올이 첨가된 오일은 선택하지 않는다

이를테면 포푸리 원료나 착향료, 향수, 방향제로 판매되는 제품은 방향과 풍미를 고려해 에센셜 오일에 강한 합성향료나 알코올 등을 첨가해 상품화한 것이 많습니다. 이는 100% 순수 에센셜 오일이라고 할 수 없어요.

또한 강력한 작용을 위해 에센셜 오일에서 특정 성분만을 꺼내어 제품으로 만든 것도 있어요. 예를 들면 유칼립투스 에센셜 오일에서 주요 성분인 1.8시네올(유칼립투스의 에센셜 오일과 관련된 향기를 제공하는 모노테르펜 화합물—옮긴이)만 꺼낸 항균 효과가 높은 상품이 있는데, 이는 천연산, 즉 식물에서 추출한 그대로의 가공하지 않은 에센셜 오일이라고 할 수 없습니다. 이런 제품은 사용해 보면 염증이 생기는 경우가 있는데, 100% 천연 유칼립투스 에센셜 오일의 경우에는 염증 없이 감기 치료약으로 목에 바를 수도 있습니다. 이처럼 복잡한 성분으로 이루어져 있으므로, 에센셜 오일에는 특정 성분의 부작용을 다른 성분이 억제하는 기능도 있음을 알 수 있어요.

 ## 에센셜 오일은 이름이 비슷해도 성분은 다르므로 주의가 필요하다

에센셜 오일의 종류에도 주의해야 합니다. 예를 들어 라벤더와 라반딘(허브 식물 이름)은 이름은 비슷하지만 재료가 되는 식물이 다른, 완전히 다른 에센셜 오일이므로 혼동해서는 안 됩니다.

또한 로즈메리처럼 원재료의 생육 장소에 따라 로즈메리 캠퍼, 로즈메리 시네올 등 종류가 여럿인 에센셜 오일도 있어요. 이는 원재료가 같은 종, 또는 나무그루여도 생육하는 토지의 기후와 토양에 따라 함유 성분이 달라지므로 다르게 분류됩니다.(p.25 참조) 그러니 아로마테라피의 효과를 올바르게 얻기 위해서는 에센셜 오일의 선택 방법에 신중해질 필요가 있겠지요.

블렌딩 오일 선택법

'꽃가루알레르기 대책', '스트레스 해소' 같은 이름을 덧붙인, 여러 종류의 에센셜 오일을 혼합한 블렌딩 제품도 판매되고 있습니다. 이런 제품은 목적에 맞춰 높은 효과를 얻을 수 있게끔 블렌딩된 것으로, 직접 블렌딩하는 과정이 조금 귀찮은 사람들이 선호하지요. 이런 블렌딩 제품을 선택할 때는 같은 브랜드의 에센셜 오일(즉, 블렌딩에 사용된 에센셜 오일)의 품질을 확인하는 일이 중요합니다. p.26~28을 참고로 확인해서 고품질의 좋은 에센셜 오일이라면 안심하고 사용할 수 있어요.

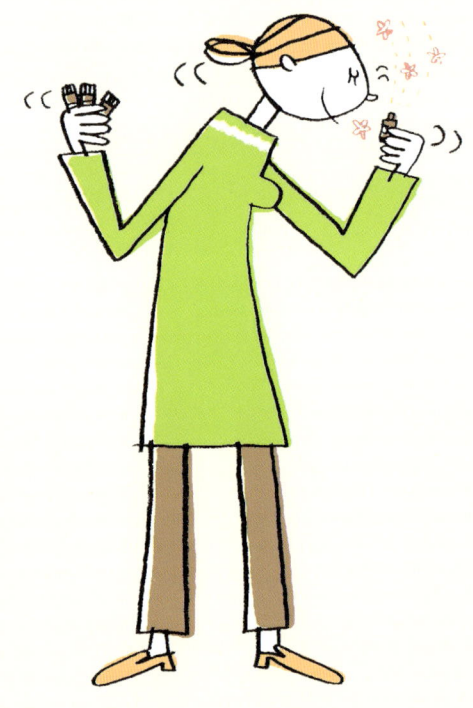

케모타입(chemotype)에 대해

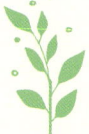

같은 종에서 자란 채소라도 자라난 토지에 따라 맛이 다른 경우가 있어요. 생육 환경에 의해 내용물이 다소 달라진다는 자연의 이 신기한 현상은 에센셜 오일의 원료인 식물에도 일어납니다. 일조량, 고도, 기후 변동, 토양의 조직 성분 같은 다양한 요인으로 같은 식물(식물학적으로 단일종)이면서도 추출되는 에센셜 오일의 성분에 차이가 나는 일이 있거든요.

이처럼 한 식물에서 추출되는 에센셜 오일의 표준 성분과 비교해 같은 식물을 원료로 하면서도 다른 성분을 지닌 에센셜 오일을 케모타입(화학종)이라고 부릅니다. 이것으로 표준 성분을 지닌 에센셜 오일과 구별합니다.

케모타입을 지닌 식물로는 타임, 티트리, 마조람, 로즈메리, 유칼립투스 등이 유명해요.

포함 성분이 다른 케모타입은 약효도 크게 다르므로, 몸에 미치는 효능을 잘 살펴보고 사용하세요.

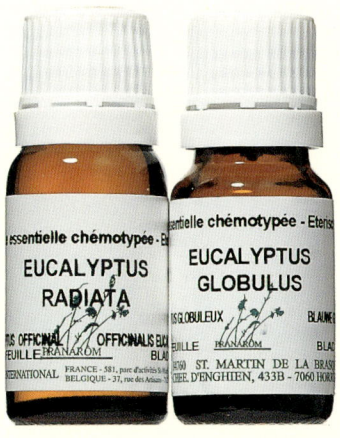

에센셜 오일 (사진 출처:건초의학사)
유칼립투스 글로불루스와 유칼립투스 라디아타.
모두 유칼립투스의 케모타입.

PART 1 아로마테라피의 기초 지식

에센셜 오일을 선택하는 포인트

품질이 관리된 좋은 에센셜 오일을 올바르게 선택하기 위한 포인트는 6가지예요. 방향욕으로 사용하는 경우에는 1~3까지 통과한 에센셜 오일을 선택하세요. 몸에 사용할 경우에는 6가지 포인트를 모두 통과한 에센셜 오일을 선택하면 안심입니다!

1. 차광성 유리병에 들어 있다

에센셜 오일은 햇빛, 열, 금속의 영향을 받기 쉬운 매우 민감한 물질이에요. 변질을 막기 위해 갈색이나 푸른색을 띠어 빛을 차단하는 유리병에 들어 있는지를 확인하세요.

2. 원재료의 정식 명칭, 원산지, 추출 부위가 명시되어 있다

에센셜 오일 병의 뒷면이나 패키지 안에 들어 있는 설명서에 해당 에센셜 오일에 사용된 원재료(허브)의 정식 명칭(학명), 원산지, 추출 부위(꽃, 줄기, 잎 등)가 표시되어 있는지를 확인하세요. 에센셜 오일 이름이 같아도 이것들이 다를 경우에는 성분에 차이가 있을 수 있어요.

3. 증류 방법이 명시되어 있다

에센셜 오일은 감귤류를 제외하고는 대부분이 수증기 증류법으로 추출되어 만들어집니다.

감귤류의 경우에는 열매껍질을 기구로 눌러 짜는 압착법이 사용되고요. 이렇게 해서 얻은 것은 엄밀하게 말하면 에센셜 오일이 아니라 에센스로 불리지요.

로즈나 재스민, 네롤리 등에서 꽃향기를 추출할 때는 용제(알코올)에 원료 식물을 넣어 저온으로 휘발시키는 유기용제법이 사용되는데, 이 방법으로 얻은 것을

'앱솔루트'라고 해요. 일반 에센셜 오일보다 점도가 높은 것이 많고, 유기용제가 완전히 제거되지 않았을 가능성도 커서 방향욕으로 사용하는 것이 일반적입니다.

4. 원재료(허브)의 수확 날짜, 증류 날짜, 병입 장소 및 날짜, 배치번호를 알 수 있다

고품질의 안전한 에센셜 오일을 찾는다면, 수확한 허브를 증류하여 에센셜 오일로 만든 그 장소에서 병에 담겨 장시간 방치되지 않고 판매되는 제품이 이상적이에요. 그래서 원재료의 수확 날짜나 증류 날짜, 병입 장소 및 날짜를 아는 게 매우 중요해요. 이 정보들이 기재되어 있지 않을 때는 매장에서 확인하세요. 그리고 배치번호가 기재되어 있는지도 확인하세요.

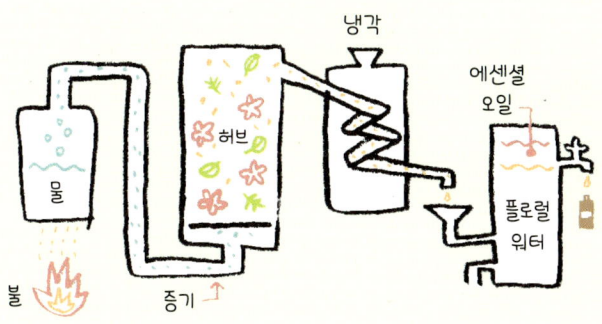

수증기 증류법 시스템

먼저 원재료가 되는 방향 식물을 증류기에 넣고 수증기를 이용해 식물을 찐다. 거기서 나온 방향 성분을 포함하는 수증기는 냉각기에 모여 냉각된 다음 액체 상태로 돌아간다. 이 액체의 윗부분이 에센셜 오일이다. 아랫부분은 에센셜 오일이 살짝 녹아든 방향 증류수(플로럴 워터)가 된다.

5. 제조별 성분 분석표가 붙어 있다

에센셜 오일에 제조별 성분 분석표가 붙어 있는지, 또는 그것을 구할 수 있는지 확인하세요. 성분 분석표에는 에센셜 오일을 휘발시키면서 그 내용 성분을 분석하는 장치(기체 크로마토그래피)가 분석한 성분 함유량이 표시되어 있습니다. 분석을 진행하려면 비용이 들기 때문에 일부에

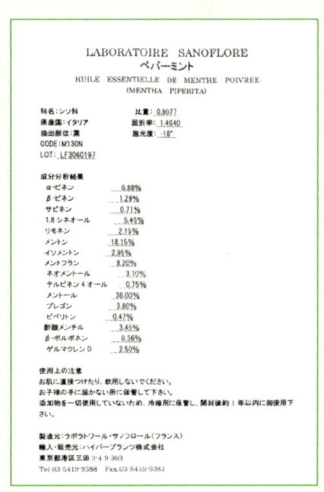

성분 분석표(사노플로르 회사의 경우)

서는 내용 품질을 확인하지 않고 매장에서 판매하고 있는 것도 있어요. 비록 성분 분석표를 보고 그 의미를 잘 모르더라도, 분석하고 품질 관리에 신경을 쓰고 있다는 자세는 읽을 수 있겠죠. 표를 볼 때는 에센셜 오일의 배치번호와 표에 표기된 배치번호가 같은지를 확인하세요.

6. 1방울이 0.05~0.06ml 범위로 떨어지는 드로퍼가 병에 달려 있다

에센셜 오일의 병 입구에 달린 드로퍼는 국제 규격에 따라 1방울이 0.05~0.06ml 범위의 양으로 떨어지게 만들어져야 합니다. 불분명한 경우에는 제조사나 수입업체에 확인하세요.

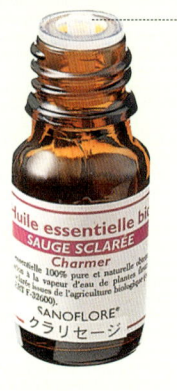

드로퍼에서 떨어지는 에센셜 오일의 용량은 1방울이 0.05~0.06ml이어야 한다. 이 책의 레시피는 이 1방울의 용량을 기본으로 만들었다.

> 그 밖에 어린아이가 간단하게 열 수 없는 안전장치가 뚜껑에 달린 것이 이상적이에요. 예를 들면 한 번 꾹 누르고 나서 돌리지 않으면 열리지 않는 뚜껑이 그런 경우입니다.

이상의 6가지 포인트를 통과한 안전한 에센셜 오일 중, 일본에서 구매할 수 있고 몸에 사용할 수 있는 추천할 만한 제품 브랜드를 p.158에 올려두었으니 참고하기 바랍니다.

에센셜 오일을 안전하게 사용하기 위한 포인트

에센셜 오일을 안전하게 사용하기 위해 주의해야 할 점이 5가지 있습니다. 아로마테라피를 효과적으로 하기 위해 매우 중요한 항목이니, 에센셜 오일을 사용하기 전에 반드시 확인하세요.

1. 피부에 사용할 때는 반드시 희석한다

에센셜 오일은 순도 높은 천연 소재(100% 순수한 천연)이지만, 유효 성분이 농축되어 있어서 피부에 사용할 때는 원칙적으로 원액을 사용하지 않습니다. 식물성 오일(캐리어 오일)로 희석해서 약하게 한 다음에 사용하는 게 좋습니다.

다만 예외적으로, 작은 화상이나 여드름 등 좁은 범위에 한해서 라벤더와 티트리 에센셜 오일 원액을 직접 바를 수 있습니다.

에센셜 오일의 희석 농도는 마사지에 사용할 때는 1~3%이에요. 단, 이는 하나의 기준일뿐, 사용하는 에센셜 오일의 종류나 사용법에 따라 조금씩 바뀌어요. 특히 에센셜 오일이 침투하기 쉬운 점막(식도, 기도, 질)이나 민감성 피부에 사용할 때, 그리고 소아와 신진대사가 느린 노년층이 사용할 때는 더욱 약하게 희석한 농도(0.5~0.8%)로 유의해서 사용하세요.

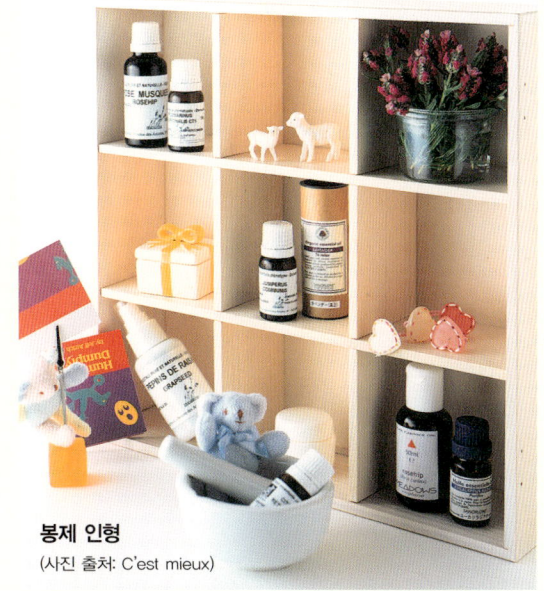

봉제 인형
(사진 출처: C'est mieux)

2. 복용하지 않는다

의료 관계자의 관리하에서는 에센셜 오일을 복용하는 경우도 있지만, 피부 흡수보다 약 10배의 농도로 혈액에 도달하기 때문에 일반인이 사용할 경우에 복용은 금지되어 있습니다. 마사지나 찜질로 에센셜 오일을 사용해도 그 성분은 충분히 효과적으로 심신에 작용하지요.

3. 피부에 사용할 때는 사전에 패치 테스트를 한다

순도가 높은 천연 소재(100% 순수한 천연)의 에센셜 오일은 약물보다 알레르기 반응이 잘 일어나지 않는 이점이 있습니다. 그러나 체질이나 에센셜 오일의 종류에 따라서는 접촉 알레르기 반응을 일으킬 수도 있어요.

그래서 에센셜 오일을 피부에 사용하기 전에는 간단한 패치 테스트를 꼭 해보세요. 팔뚝 안쪽에 에센셜 오일을 도포하고 30분 후 피부 상태를 확인합니다. 붉어지거나 가려워지거나 점차 부풀어 오르면 알레르기 반응이 있다는 말입니다. 마사지 오일을 사용할 경우에는 캐리어 오일(식물의 씨와 과육에서 추출한 식물성 오일로, 피부에 잘 흡수되는 성질을 가집니다)로도 테스트해보세요. 블렌딩 오일로 테스트해도 괜찮습니다.

- 알레르기 반응은 접촉 직후 몇 분 사이에 일어나는 일이 대부분이지만, 6~48시간 후에 일어나는 경우도 있습니다. 또한 오랜 시간 사용해온 에센셜 오일이라도 갑자기 알레르기 반응을 일으키기도 해요. 빛(=자외선) 자극이 더해져서 알레르기가 나타날 때도 있습니다.

- 사용하는 에센셜 오일의 용량이나 농도와 관계없이 피부에 발진, 염증, 수포를 일으킬 때는 알레르기 반응을 생각할 수 있어요. 그런 경우에는 바로 사용을 중지하고 에센셜 오일을 깨끗하게 닦아내거나 물로 씻은 다음 의사와 상의하세요.

- 접촉 알레르기 반응이 잘 일어난다고 알려진 에센셜 오일은 일랑일랑, 클로브, 재스민, 라벤더, 페퍼민트, 베르가모트 등이 있습니다.

- 피부 자극성이 있는 에센셜 오일 대부분이 알데히드류와 페놀류입니다.(p.18~21 참조) 클로브, 타임, 레몬그라스 등에는 특히 주의하며 약하게 희석해서 쓰고, 장기간 사용하지 않도록 하세요. 특히 영유아, 임산부의 사용은 피하는 것이 좋아요.

4. 내용물을 꺼낼 때 병을 흔들지 않는다

에센셜 오일을 아로마 램프나 목욕물에 떨어뜨릴 때 병을 흔들어 내용물을 꺼내서는 안 됩니다. 뚜껑을 열어 병을 거꾸로 든 상태에서 가만히 기다리면 에센셜 오일이 자연스레 떨어집니다. 흔들게 되면 에센셜 오일이 한 번에 2~3방울 나오는 일이 있어 정확하게 계량하기 어려워지니까요.

5. 보관에 주의한다

에센셜 오일이 변질되지 않도록 직사광선을 피하고 서늘한 곳에 보관하세요. 또한 에센셜 오일은 기름이므로, 불 가까이에 두거나 사용하지 않아야 하겠죠. 인화 가능성이 있으니까요.

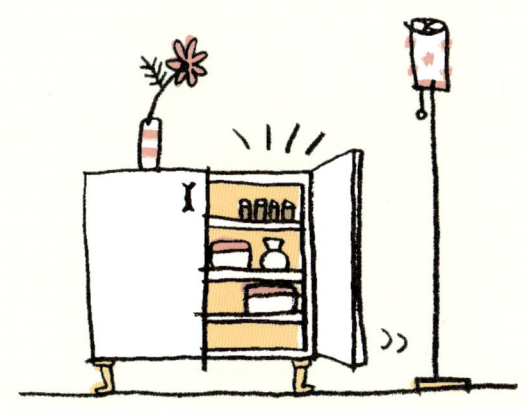

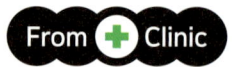

아로마테라피가 있는 클리닉

절망에 빠진 환자에게 아로마테라피를 해준 날

어느 날 우리 병원 외래 진료에서 일어난 일입니다. 진료실에 들어온 환자는 의자에 앉자마자 고개를 숙인 채 왈칵 울음을 터뜨렸죠. 난임센터에 다닌 지 약 2년, 인공수정 6번째인 이번에도 안타깝게도 임신으로 이어지지 않았고, 환자는 자신이 생리를 시작했다는 것을 알리려고 온 것이지요.

우울한 얼굴로 울부짖는 그녀에게 주치의로서 과연 어떻게 해야 했을까요……. 기계적으로 배란 유도제를 처방하는 것으로 끝낼 수도 없고, 그렇다고 단순한 위로의 말로 해결할 수 있는 상황도 아니었습니다. 속수무책으로 시간만 보내고 있을 때, 한 베테랑 간호사가 따뜻한 물이 담긴 대야를 들고 와서는 제게 아로마 마사지를 해보라고 재촉하는 겁니다.

곧바로 저와 간호사는 환자에게 족욕을 해주며 식물성 오일과 에센셜 오일로 만든 마사지 오일을 사용해 환자의 어깨부터 목을 부드럽게 마사지하기 시작했습니다. 실내에 부드러운 향이 퍼졌습니다. 그러자 환자의 얼굴에도 다시 평소의 미소가 돌아오며 곧 우리와 대화를 나누기 시작했습니다. 슬픔의 눈물은 수고에 대한 감사의 눈물로 바뀌었고, 마사지가 끝나자 "다시 노력하겠습니다"라는 말을 남기고 환자는 돌아갔지요.

생리 불순이나 배란 장애에 아로마테라피가 효과적인 경우가 종종 있습니다. 예를 들면 취업하자마자 생리가 끊긴 사람이 여유를 갖고 아로마 목욕을 하거나 아로마 마사지를 받았더니 회복했다는 사례가 많지요. 특히 스트레스가 큰 요인일 경우에는 마사지를 받는 시간을 가지는 것만으로도 증상 개선에 도움이 됩니다. 거기에 마사지할 때 진정 작용이나 유사 여성호르몬 작용을 지닌 에센셜 오일을 사용하면 약리적 효능이 더해져 증상의 개선 효과가 더 높아질 수 있답니다.

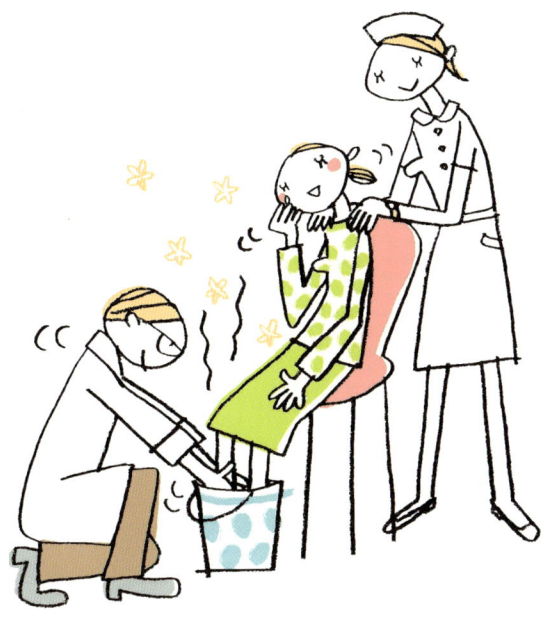

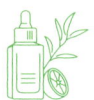

아로마테라피 적용법

에센셜 오일을 사용해 아로마테라피를 하는 방법에는 몇 가지가 있습니다. 목적에 맞춰 선택하세요.

방향욕

에센셜 오일을 공기 중에 확산시켜 호흡하는 것으로, 코를 통해 향과 성분을 몸으로 흡수시키는 방법입니다. 간편하게 할 수 있고 심신에 미치는 영향도 순한 것이 특징이지요. 모든 에센셜 오일에는 공기를 정화하는 효과도 있으므로 방향욕을 하면 방 안의 공기까지 맑아집니다.

디퓨저를 사용한다

장시간 동안 방에 향을 확산시켜 방향욕을 하고 싶을 땐 디퓨저(방향 확산 기구)를 사용해보세요. 디퓨저에는 열을 가하면 휘발하는 에센셜 오일의 특징을 이용한 타입(아로마 램프 등)이나 전동식 에어펌프로 공기의 압력을 이용한 타입, 자연스럽게 휘발되는 에센셜 오일의 특징을 이용한 타입(아로마 포트) 등이 있어요. 모두 안전하며 손쉽게 이용할 수 있어서 아이가 있는 공간이나 침대 옆에 두고 방향욕을 하고 싶을 때도 매우 편리하지요.

한편 캔들 타입은 화재의 원인이 되기 쉽고, 고온이기 때문에 에센셜 오일의 방향 성분을 변질시킬 가능성이 있어 권하지 않습니다.

✹ 아로마 램프

전구 등의 열로 에센셜 오일을 따뜻하게 데워 향을 확산시키는 기구예요. 윗면의 접시 부분에 에센셜 오일을 4~5방울 떨어뜨리고(도구에 따라서는 따뜻한 물도 함께 넣어) 스위치를 켭니다. 서서히 에센셜 오일이 따뜻해지면서 향이 감돕니다. 에센셜 오일 없이 램프 기능으로도 사용할 수 있습니다.

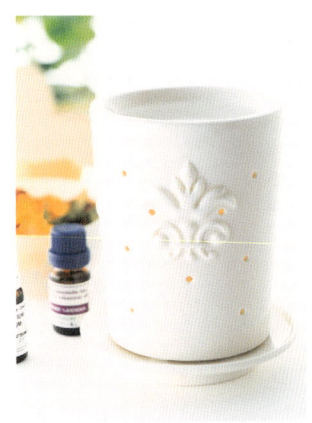

아로마 램프(사진 출처: 생활의 나무)

✹ 초음파나 에어펌프가 달린 디퓨저

초음파나 에어펌프로 에센셜 오일의 향과 성분의 미립자를 공기 중에 확산시키는 기구입니다. 스위치를 켜면 재빨리 향이 퍼집니다. 사람이 모이는 넓은 장소나 장시간의 방향욕에도 편리하지요.

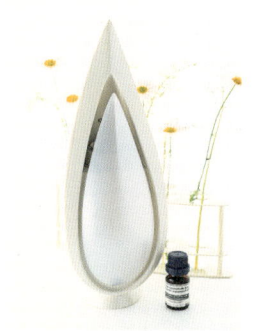

디퓨저(사진 출처: 생활의 나무)

✹ 아로마 포트

스며든 에센셜 오일을 자연스레 휘발시키는 제품으로, 은은한 향을 천천히 확산시키는 포트예요. 대부분 도자기 제품입니다.

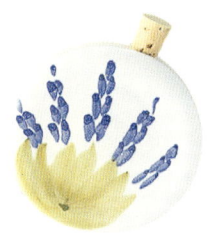 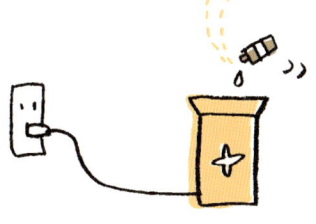

아로마 포트(출처: HYPER PLANTS)

손수건이나 휴지를 사용한다

　장소에 상관없이 방향욕을 하고 싶을 때 간편하게 할 수 있는 것이 손수건이나 휴지를 이용하는 방법입니다.

　손수건이나 휴지에 에센셜 오일을 1~2방울 떨어뜨립니다. 피어오르는 향에 코를 가져가 심호흡을 해보세요. 이때 에센셜 오일을 떨어뜨린 부분이 직접 피부에 닿지 않도록 조심해야 해요. 에센셜 오일을 떨어뜨린 손수건을 주머니에 넣을 때는 에센셜 오일이 닿은 부분이 안쪽으로 접히도록 접습니다. 또한 사용하는 에센셜 오일의 종류에 따라서 손수건에 얼룩이 생기는 경우가 있으니, 얼룩이 져도 괜찮은 무명 손수건을 준비하세요.

머그컵을 사용한다

　에센셜 오일은 열을 가하면 성분이 휘발되면서 향이 잘 퍼지는 성질을 갖고 있어요. 그래서 머그컵이나 살짝 깊은 볼에 뜨거운 물(60~80℃)을 80%까지 채운 뒤 에센셜 오일을 1~2방울 떨어뜨립니다. 향이 피어오르면서 퍼지는데 효과는 그다지 길게 이어지지 않으므로 짧은 시간의 방향욕으로 추천해요.

　사용하는 용기는 도자기나 유리 제품을 선택하며 금속 제품은 피합니다. 또한 사용하는 에센셜 오일의 종류에 따라서는 향이나 유지분이 용기에 남을 수 있어요. 방향욕 전용으로 사용할 수 있는 용기를 준비하세요.

스프레이제를 사용한다

시간을 들이지 않고 방에 향을 확산시키고 싶을 때는 스프레이제가 편리합니다.

스프레이제는 무수에탄올과 에센셜 오일, 정제수를 혼합해 만듭니다. 이것을 스프레이용 용기에 담아두고 방향욕을 하고 싶을 때 가볍게 분사합니다.

사용하는 에센셜 오일의 종류를 선택하면 방 안의 냄새 제거나 구충을 위한 스프레이제를 만들 수 있으므로 외출복에도, 숙박시설 같은 데서도 활용성이 좋습니다.

스프레이제 만드는 방법

준비물

에센셜 오일(10ml=200방울)
무수에탄올(30ml)
정제수(70ml)
스프레이용 용기(차광성이 있는 것. 에센셜 오일에 맞는 유리나 플라스틱제)

❶ 스프레이용 용기에 무수에탄올을 넣고 에센셜 오일을 첨가해 잘 흔들어 섞는다.

❷ 정제수를 더하여 잘 섞이도록 흔들면 완성이다. 에센셜 오일과 물은 분리되기 쉬우므로 사용할 때는 반드시 충분히 흔들어 사용한다. 만든 스프레이제는 한 달 이내로 사용을 권장한다.

• 스프레이제는 피부에 직접 분사하지 않을 것. 가구 등 얼룩이 지는 물건에는 분사하지 않을 것. 불 가까이에서는 사용하지 않을 것.

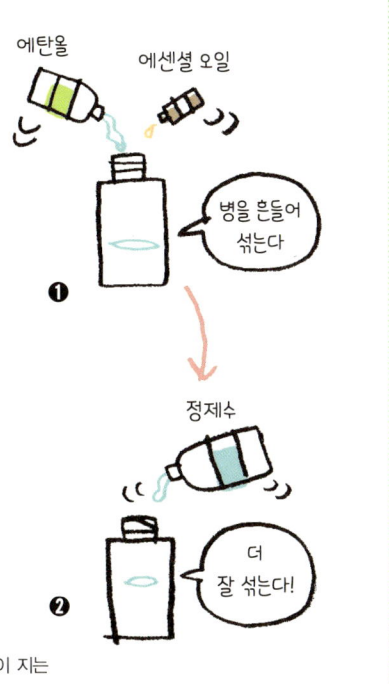

아로마 목욕

욕조나 세숫대야에 받은 따뜻한 물에 에센셜 오일을 떨어뜨린 뒤 몸을 담그면 에센셜 오일의 성분을 코를 통해서뿐만 아니라 피부를 통해서도 흡수할 수 있는 방법이 아로마 목욕입니다.

아로마 목욕에는 전신욕과 부분욕이 있어요.

또한 에센셜 오일을 그대로 사용하는 방법과 배스솔트(목욕소금) 등에 에센셜 오일을 섞은 입욕제를 사용하는 방법이 있는데, 취향에 맞춰 선택하세요.

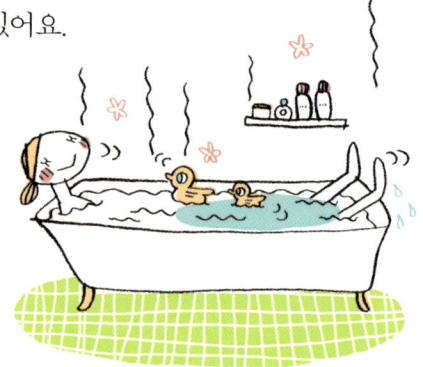

아로마 목욕 방법

● **2~5방울의 에센셜 오일이 1회분**

아로마 목욕 1회 시 2~5방울의 에센셜 오일을 사용하세요.

에센셜 오일은 휘발성이 높으므로 뒤이어 목욕하는 사람이 있을 경우에는 한 명이 들어갈 때마다 1방울 정도 더하세요. 단, 사용하는 에센셜 오일의 용량은 합쳐서 10방울 미만으로 합니다.

피부를 자극하는 에센셜 오일을 사용할 때는 양에 주의한다.

감귤류(그레이프프루트, 스위트오렌지, 베르가모트, 만다린, 레몬), 클로브, 페퍼민트, 레몬그라스와 같은 에센셜 오일은 피부에 자극을 미칠 위험이 있습니다. 아로마 목욕에 사용할 경우, 사용량을 낮춥니다. 또한 민감성 피부나 민감해지기 쉬운 임산부와 아이는 사용을 삼갑니다.

● **물은 다소 미지근하게 한다**

되도록 여유롭게 물에 몸을 담가 에센셜 오일의 성분을 충분히 흡수시키세요. 이를 위해서는 물은 다소 미지근한 38℃ 전후로 합니다. 입욕 시간은 15~20분이 적당해요.

다만 기분 전환을 위해 하는 아로마 목욕일 때는 40~42℃의 따뜻한 물로 하여 조금 일찍 끝내는 방법도 있습니다.

● **잘 섞은 다음 들어간다**

에센셜 오일은 뜨거운 물에는 녹지 않기 때문에 에센셜 오일을 넣은 뒤에는 손으로 잘 저어 섞은 다음 입욕합니다. 입욕 중에도 중간중간 물을 잘 저어주면서 에센셜 오일이 분리되지 않도록 하세요.

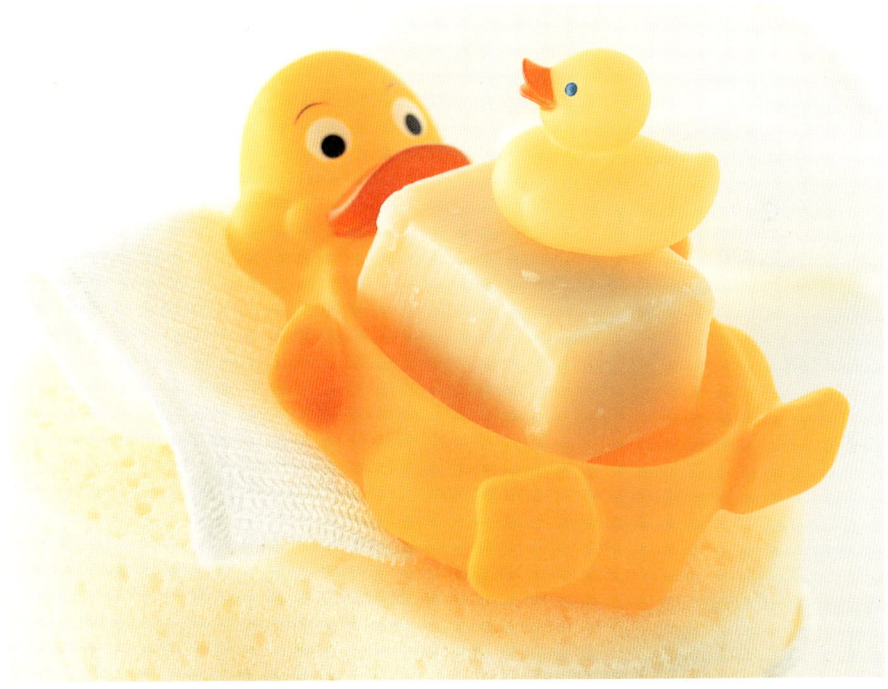

부분욕

따뜻한 물을 담은 욕조나 세숫대야, 큰 대야에 에센셜 오일을 넣은 다음 손과 발, 허리 등 몸의 일부를 담그는 것이 부분욕입니다.

부분욕의 경우 사용하는 에센셜 오일의 용량은 5방울 이하로, 입욕제의 용량은 1/2큰스푼 이하로 합니다. 물에 몸을 담그는 시간은 약 5~15분입니다. 도중에 물이 식으면 온수를 더해 가능한 한 온도를 일정하게 유지하세요.

수욕(핸드 배스)

손의 부종이나 냉증, 어깨결림 등의 증상이나 정신적인 증상 개선에 도움이 되는 수욕은 바쁠 때도 손쉽게 할 수 있지요. 세숫대야에 40℃ 정도의 따뜻한 물을 담아 양손의 손목까지 잠길 정도로 담급니다. 에센셜

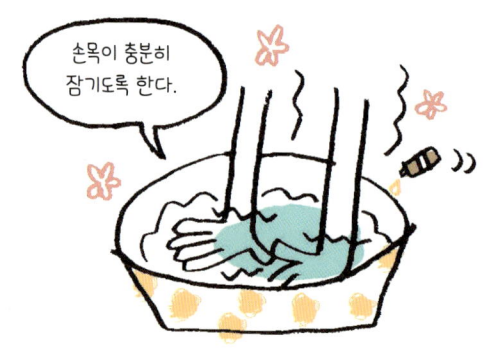

오일을 2~3방울 떨어뜨려 잘 저은 다음, 양손을 물에 담가 10~15분 정도 따뜻하게 합니다.

족욕(풋 배스)

발목부터 서서히 전신까지 따뜻해지는 족욕은 다리 부종이나 무좀 등 부분적인 증상을 개선할 뿐만 아니라, 전신욕을 할 수 없을 때 몸의 체온을 올리는 목적으로도 이용할 수 있습니다. 세숫대야에 담은

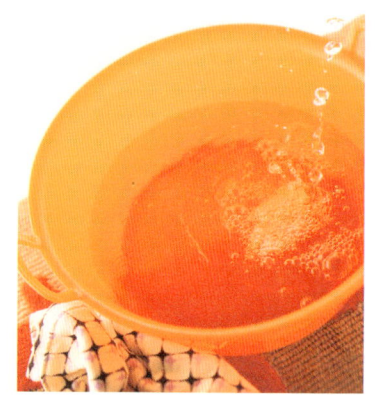

40℃ 정도의 따뜻한 물에 양발을 복사뼈까지 잠길 정도로 담급니다. 에센셜 오일을 3~4방울 떨어뜨려 잘 저은 다음 양발을 물에 담가 15~30분 정도 따뜻하게 합니다.

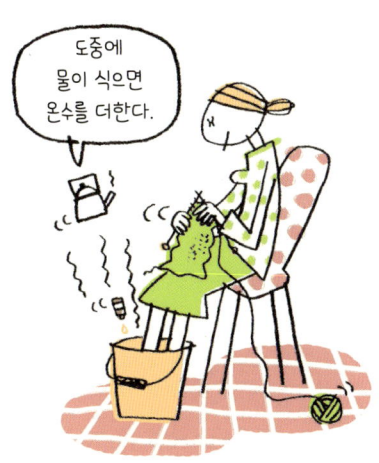

좌욕

치질이나 출산 후 회음부 통증 등 연약하고 민감한 부위의 증상을 완화하는 데 도움이 되는 방법이 좌욕이에요. 큰 대야(또는 세숫대야)의 80%까지 38℃ 정도의 약간 미지근한 물을 담습니다. 에센셜 오일을 3~5방울 떨어뜨리고 잘 저은 다음 대야 속에 엉덩이를 붙이고 앉아 5~15분 정도 몸을 따뜻하게 합니다.

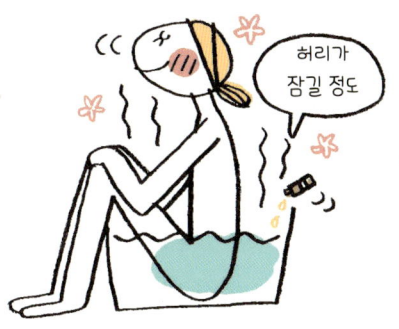

반신욕

허리부터 하반신만을 따뜻하게 담그므로 심장에 부담을 주지 않고 천천히 체온을 올릴 수 있는 것이 반신욕입니다. 욕조에 38℃ 정도의 약간 미지근한 물을 담아 배꼽 위까지 잠길 정도로 담급니다. 에센셜 오일을 약 5방울 떨어뜨리고, 잘 저은 뒤 욕조에 들어갑니다. 어깨에 수건을 두르고 30~40분 정도 느긋하게 목욕하세요.

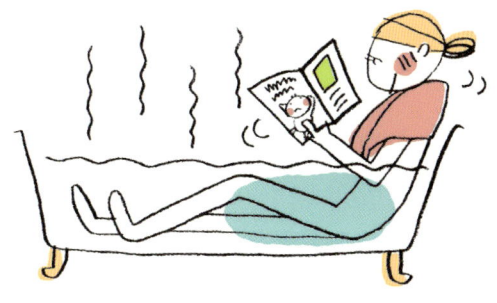

입욕제 만드는 방법

아로마 배스솔트

배스솔트에는 몸을 따뜻하게 하는 기능이 있습니다.
여기에 에센셜 오일을 섞어 만듭니다.

준비물

에센셜 오일(약 20방울)
천연 소금(200g)
밀폐 용기(에센셜 오일을 위한 유리 제품)
스테인리스나 나무 스푼

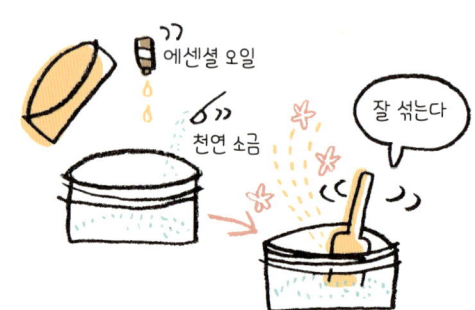

❶ 밀폐 용기에 천연 소금을 넣은 다음 에센셜 오일을 첨가합니다.

❷ 스테인리스나 나무 스푼으로 잘 섞으면 완성입니다. 가정용 욕조라면 1큰스푼이 1회분입니다. 만들어둔 아로마 배스솔트는 한 달 이내로 사용하세요.

아로마 배스오일

에센셜 오일을 캐리어 오일(식물성 오일)에 섞어 유화시키면 따뜻한 물에 잘 섞입니다. 유분으로 피부가 촉촉해지는 플러스 효과도 있지요.

준비물(1회분)

에센셜 오일(5방울)
캐리어 오일(5ml)
유리 용기
스테인리스나 나무 스푼

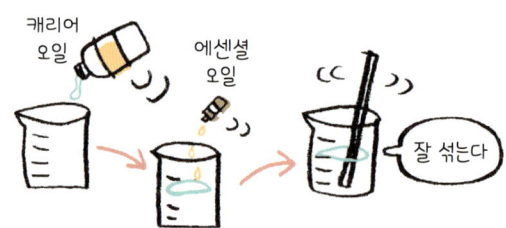

유리 용기에 캐리어 오일을 넣고 에센셜 오일을 떨어뜨린 다음, 스테인리스나 나무 스푼으로 섞으면 완성입니다.

찜질

따뜻한 물 또는 찬물에 에센셜 오일을 넣은 다음 수건을 담근 후 하는 찜질은 피부와 코로 성분이 흡수돼 찜질 부위의 신경 쓰이는 증상을 완화하는 효과가 있습니다.

따뜻한 물을 사용하는 온찜질에는 혈액순환을 촉진하여 통증을 완화하는 효과가 있어 두통이나 어깨결림 등에 사용됩니다. 찬물을 사용하는 냉찜질에는 염증이나 붓기를 억제하는 효과가 있어 꽃가루알레르기로 인한 눈 가려움이나 근육통 등에 유용하지요. 자신의 증상에 맞춰 선택하세요.

찜질 방법

세숫대야에 수건이 잠길 정도의 따뜻한 물 또는 찬물(10~15℃)을 담습니다. 에센셜 오일을 1~2방울 떨어뜨리고 소책자 모양으로 접은 수건의 양쪽 끝을 잡은 채로 물에 담아요. 수면에 뜨는 에센셜 오일을 걷어내듯이 수건을 건져 올려 물기를 짜면 찜질 수건 완성입니다. 증상이 있는 환부에 찜질 수건을 대고 10분쯤 두세요.

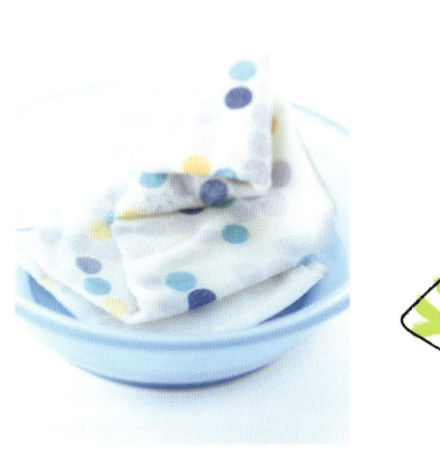
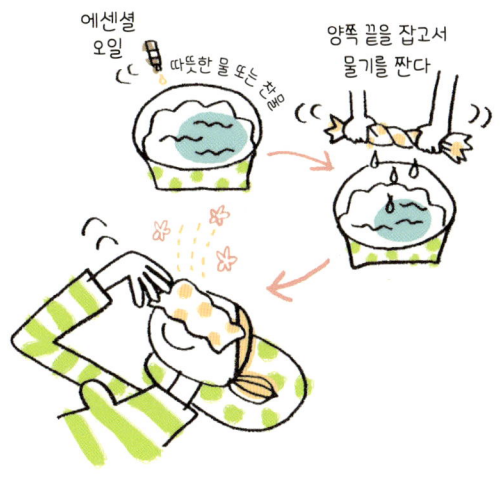

흡입

따뜻한 물에 에센셜 오일을 떨어뜨려 증기와 함께 피어오르는 에센셜 오일의 향과 성분을 입과 코로 들이마시는 방법이 흡입입니다. 코막힘이나 인후통 등의 증상을 완화하는 데 도움을 주지요. 또한 증기를 얼굴에 대면 모공을 열어주므로 피부 트러블 예방과 해소에도 이용할 수 있습니다.

흡입 방법

세숫대야에 따뜻한 물을 담고 1~2분 정도 물을 식힌 뒤에 에센셜 오일을 1~2방울 떨어뜨립니다. 따뜻한 물에 바로 에센셜 오일을 넣으면 에센셜 오일이 금방 증발해버리기 때문이지요. 머리에 수건을 두르고 피어오르는 증기에 얼굴을 가져가 눈을 감습니다. 그 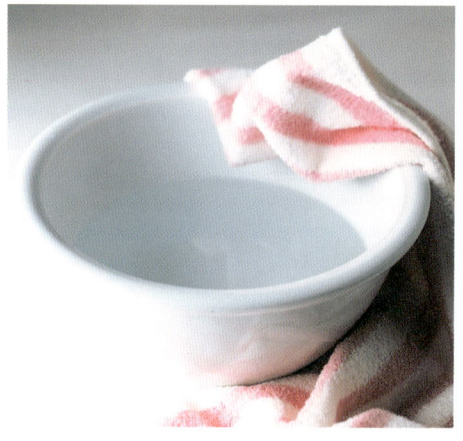 대로 천천히 호흡을 반복하며 증기를 들이마십니다. 10분간 지속하세요.

스킨케어 효과를 얻기 위해 증기를 얼굴에 댈 때도 방법은 같아요. 모공이 열릴 때까지 약 10분 정도 스팀 효과를 즐기세요.

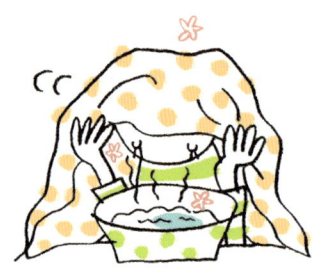

아로마 크림

신경 쓰이는 부분에 에센셜 오일을 도포하고 싶을 땐 캐리어 오일로 희석한 에센셜 오일을 바르는 방법(P.46 참조) 외에도, 밀랍과 캐리어 오일을 사용해 크림을 만들어 바르는 방법이 있습니다. 밀랍은 꿀벌이 벌집을 만들 때 생성하는 천연 왁스입니다. 피부를 부드럽게 보습하는 작용과 순한 살균 작용도 있어 여기에 에센셜 오일을 더하면 피부에 효과가 큰 크림이 완성되지요.

아로마 크림 만드는 방법

준비물

에센셜 오일
밀랍
캐리어 오일
내열 용기
대나무 막대
크림용 용기

❶ 밀랍과 캐리어 오일을 내열 용기에 담습니다.

❷ 중탕합니다. 중간에 대나무 막대로 잘 섞어가며 완전히 녹입니다.

❸ 크림용 용기로 옮겨 대나무 막대로 휘저으며 식힙니다.

❹ 주변이 하얗게 변하기 시작하면 에센셜 오일을 더합니다.

❺ 대나무 막대로 잘 섞습니다. 그대로 가만히 두고 굳어지면 완성입니다.
  고온다습한 장소를 피해 보관하고 한 달 이내로 사용하세요.

아로마 마사지

에센셜 오일의 방향 성분을 피부로 직접 흡수시키는 매우 효과적인 방법이 아로마 마사지입니다. 에센셜 오일을 식물성 캐리어 오일로 희석해 손에 덜어 피부를 마사지하면서 바릅니다. 피부뿐만 아니라 코로도 성분을 흡수할 수 있어 높은 효과를 기대할 수 있어요.

또한 에센셜 오일과 식물성 캐리어 오일을 혼합한 것은 마사지뿐만 아니라 도포에도 사용할 수 있답니다.

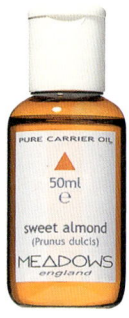
캐리어 오일은 아로마테라피 전문점에서 구입할 수 있다. 반드시 천연으로 된 식물 오일을 선택하자.
(사진 출처: HYPER PLANTS)

에센셜 오일을 희석하기 위한 캐리어 오일 선택법

에센셜 오일 원액은 원칙적으로 직접 피부에 바를 수 없습니다. 그래서 마사지할 때는 에센셜 오일을 식물성 오일로 희석해 사용합니다. 이 희석용 식물성 오일을 캐리어 오일(식물의 방향 성분을 체내로 운반해주는 오일을 의미해요), 또는 베이스 오일(희석할 때 기초가 되는 오일을 의미해요)로 부릅니다.

캐리어 오일로 사용되는 식물성 오일은, 원료 식물에서 추출한 100% 천연 식물 오일로 한정합니다. 식용 식물성 오일이나 광물성 오일을 포함하는 베이비 오일 등은 사용할 수 없어요. 제품의 뒷면에 명시되어 있는 배합 성분을 반드시 확인하세요.

캐리어 오일에는 다양한 종류가 있으며 각각 함유된 성분과 사용감이 달라요. 그러니 피부 유형과 증상에 맞춰 선택하세요.

또한 한 번 사용한 캐리어 오일은 냉장고 등 서늘하고 어두운 곳에 보관하고 6개월~1년 이내로 사용하세요.

대표적인 캐리어 오일

살구씨 오일 ①
- **추출 부위** – 씨앗
- **사용 대상 피부 유형** – 건성 피부, 노화 피부

살구 씨앗에서 추출한 오일. 성분적으로는 스위트아몬드 오일에 가깝다. 비타민A를 함유함. 염증성 피부나 민감성 피부에도 사용 가능

아보카도 오일 ②
- **추출 부위** – 과육
- **사용 대상 피부 유형** – 모든 피부(특히 건성 피부)

아보카도 과육에서 추출한 오일. 각종 비타민, 미네랄, 프로틴, 지방산, 천연 레시틴 등을 함유함. 영양가가 높은 것이 특징. 피부 침투력도 높다. 독특한 향이 있어 다른 오일과 블렌딩하여 사용하기를 권장.

포도씨 오일 ③
- **추출 부위** – 씨앗
- **사용 대상 피부 유형** – 민감성 피부, 지성 피부

포도 씨앗에서 추출한 오일. 건강을 유지하는 데 필요한 필수지방산인 리놀레산 다량 함유. 알레르기성이 낮아 자극에 약한 피부에도 적합하다. 가볍고 산뜻한 감촉.

소맥 배아 오일 ④
- **추출 부위** – 배아
- **사용 대상 피부 유형** – 건성 피부, 노화 피부

밀의 배아에서 추출한 오일. 프로틴, 비타민, 미네랄 함유. 그중에서도 비타민E가 풍부한 것이 특징. 산화가 어려운 성질로 다른 오일과 블렌딩하여 사용되는 경우가 많다.

스위트아몬드 오일 ⑤
- **추출 부위** – 배아
- **사용 대상 피부 유형** – 건성 피부, 노화 피부

아몬드 씨앗에서 추출한 약간의 점성이 있는 오일. 지방산, 단백질, 비타민E 등을 함유, 영양가가 높다. 영아부터 성인까지 모든 유형의 피부에 적합하다. 가벼워서 사용하기 편한 오일.

호호바 오일 ⑥
- **추출 부위** – 씨앗
- **사용 대상 피부 유형** – 모든 피부

남미가 원산지인 관목 호호바 씨앗에서 추출한 액체 왁스. 영양분이 풍부하며 산화나 부패가 어려운 것이 특징. 피부에 잘 침투해 부드러운 사용감으로 피부를 촉촉하게 한다.

로즈힙 오일 ⑦
- **추출 부위** – 씨앗
- **사용 대상 피부 유형** – 노화 피부, 손상 피부

개장미 씨앗에서 추출한 오일. 지방산 다량 함유, 비타민C도 함유. 피부 재생이 활발해 노화를 예방하는 효과가 있다. 습진, 염증, 햇볕에 탄 피부 관리와 탈모 예방 관리에도 추천.

※캐리어 오일이나 에센셜 오일 위에 표시된 ● 번호는 아로마테라피의 레시피 활용에 도움을 드리기 위한 체크리스트 번호입니다.

> **마사지 오일을 만들 때 주의할 점**

● **에센셜 오일의 희석 농도를 1~3%로 한다**

　에센셜 오일과 캐리어 오일을 블렌딩해 아로마 마사지에 사용하는 마사지 오일입니다.(단, 베이비 마사지 오일은 캐리어 오일인 식물성 오일만 사용합니다.)

　마사지 오일을 가정에서 사용할 경우에는 에센셜 오일의 희석 농도를 1~3%로 합니다. 의료기관에서 사용할 경우에는 질환 종류나 증상에 맞춰 고농도를 처방하는 일이 있으나, 직접 만들 경우에는 안전성을 고려해 3% 이하로 합니다.

　양발 전체를 마사지할 때 필요한 캐리어 오일은 약 10ml입니다. 따라서 10ml의 캐리어 오일을 사용해 1% 농도, 2% 농도, 3% 농도로 각각의 마사지 오일을 만들 때 필요한 에센셜 오일을 알아두면 매우 편리합니다.(p.49 참조)

● **감귤류 에센셜 오일을 사용한 마사지 오일은 보관할 수 없다**

　감귤류(그레이프프루트, 스위트 오렌지, 베르가모트, 만다린, 레몬) 에센셜 오일을 블렌딩한 마사지 오일은 열화가 빨라 보관은 삼갑니다. 필요할 때 사용할 만큼만 만드세요.

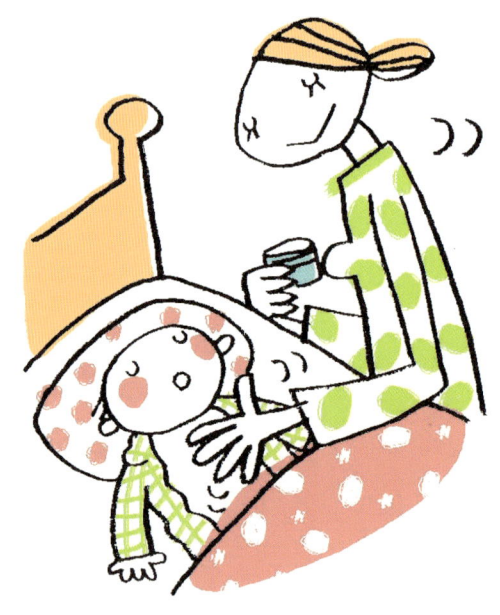

알아두세요!

1~3% 농도의 마사지 오일에 필요한 캐리어 오일과 에센셜 오일의 양
- 1% 농도의 마사지 오일=캐리어 오일 10ml+에센셜 오일 2방울
- 2% 농도의 마사지 오일=캐리어 오일 10ml+에센셜 오일 4방울
- 3% 농도의 마사지 오일=캐리어 오일 10ml+에센셜 오일 6방울

희석 농도로 필요한 캐리어 오일과 에센셜 오일의 용량을 알기 위한 계산 방법

(예) 1% 농도의 마사지 오일을 만들 경우(에센셜 오일 1방울은 0.05ml로, 사용하는 캐리어 오일은 10ml로 합니다.)

10ml×1%(0.01) = 0.1ml   0.1ml÷0.05ml(에센셜 오일 1방울의 양) = 2방울

즉, 10ml의 캐리어 오일에 에센셜 오일 2방울을 더하면 1% 농도의 마사지 오일이 됩니다.

마사지 오일 만드는 방법

준비물

에센셜 오일
캐리어 오일
비커
유리 막대
보관 용기(보관할 경우에만)

❶ 비커로 캐리어 오일을 계량합니다.

❷ 에센셜 오일을 한 종류 추가한 뒤 유리 막대로 잘 섞습니다. 여러 종류의 에센셜 오일을 블렌딩할 경우에는 한 종류씩 에센셜 오일을 추가할 때마다 잘 섞어주세요.

❸ 보관할 경우에는 차광성 유리병으로 옮깁니다. 냉장고 등 서늘하고 어두운 곳에 보관해 3~4주 이내로 사용하세요.

마사지 오일을 효과적으로 사용하기 위한 포인트

● 목욕 후 좋아하는 음악을 틀어놓고서 한다

몸이 따뜻하고 혈액순환이 잘 되며 편안한 상태일 때 마사지를 하세요. 목욕 후가 제일 좋습니다. 모공이 열려 마사지 오일이 잘 흡수되거든요. 목욕하지 않을 땐 부분욕을 하거나 마사지할 부위를 스팀 수건으로 따뜻하게만 해줘도 좋습니다.

추운 날에는 몸이 차지 않도록 방의 온도를 25℃ 정도로 설정합니다. 좋아하는 음악을 틀어놓고 방의 조명도 살짝 어둡게 하면 릴랙스 효과도 높아질 거예요.

● 몸의 말단부터 중심 방향으로 손을 움직인다

마사지할 때는 몸의 말단(손발의 끝)부터 중심(심장부) 방향으로 손을 움직입니다. 혈액이나 림프액의 흐름을 촉진해 몸 구석구석에 쌓인 노폐물을 배출하는 기능을 높입니다.

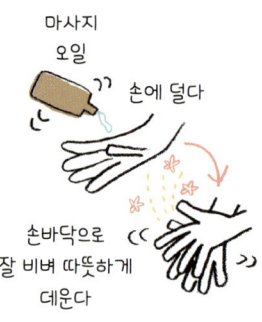

● 마사지 오일은 따뜻하게 데워 사용한다

마사지 오일은 손에 덜어 먼저 양손으로 잘 섞이게끔 비벼서 따뜻하게 데웁니다. 한 번에 손에 더는 용량은 500원 동전 크기보다 살짝 적은 게 적당합니다.

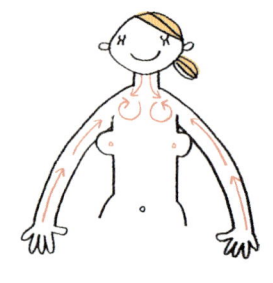

● 마사지 오일은 바른 채로 둔다

마사지를 끝내면 마사지 오일은 자연스레 피부에 흡수되므로 그대로 둡니다. 씻어낼 필요는 없습니다. 만일 끈적함이 신경 쓰일 때는 휴지로 가볍게 피부를 눌러주세요.

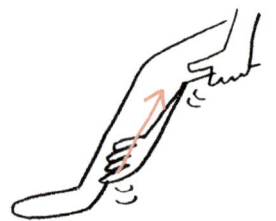

아로마테라피를 이용할 때 주의할 점

아로마 마사지를 매일 장시간 사용하는 것은 삼간다

넓은 부위에 같은 에센셜 오일을 사용한 아로마 마사지를 매일 장시간에 걸쳐 지속하는 것은 몸에 미칠 영향을 고려해서 삼가도록 합니다. 설령 효과를 느꼈더라도 일주일에 1~2번 정도로 그칩니다. 단, 작은 상처 부위의 도포나 옅은 농도로 하는 수족이나 족욕의 경우에는 매일 단시간 실시하면 효과가 오르기도 하므로 증상을 봐가며 지속하세요.

무리해서 지속하지 않는다

알레르기 반응이 일어났다(p.30 참조), 지속해도 증상이 낫지 않는다, 증상이 악화되었다, 지속하는 것이 정신적으로 큰 부담이 된다, 이런 경우에는 무리해서 아로마테라피를 지속해서는 안 됩니다. 아로마테라피는 심신의 증상 개선을 위한 하나의 수단일 뿐입니다. 효과가 없거나 자신에게 맞지 않을 때는 다른 방법을 찾아보는 게 훨씬 좋습니다.

중대한 질병 치료의 하나로 시행할 경우에는 의사와 상의한다

당뇨병, 고혈압, 간·신장 환자 등의 경우에는 병 자체의 치료를 아로마테라피만으로 혼자 해서는 안 됩니다. 이런 질병에도 아로마테라피가 효과를 높이는 사례는 많습니다. 다만 올바른 지식을 지닌 의사의 지도에 따라 시행하는 것이 전제이지요. 주치의 또는 아로마테라피에 정통한 의사와 자세히 상의한 후에 지시에 따르길 바랍니다.

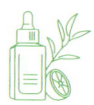

허브차의 성분과 작용

🌿 아로마테라피와의 병행으로 효과가 한층 높아진다

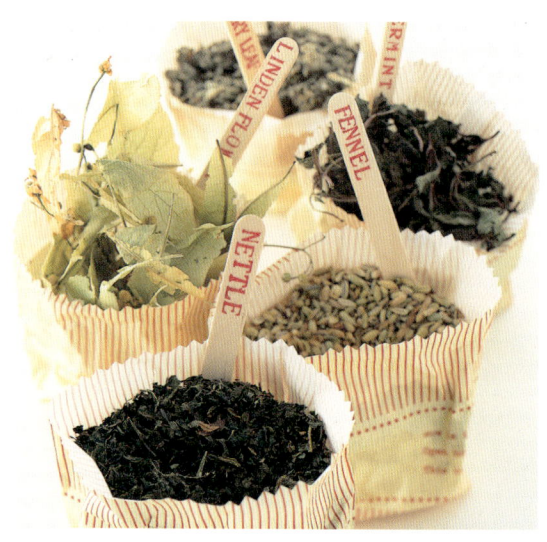

식물을 사용해 사람의 병을 치료하는 치료를 식물요법(phytotherapy)이라고 합니다. 아로마테라피는 식물요법에 포함되는데, 그 밖에도 허브차나 허브를 이용해 만든 팅크(동식물에서 얻은 약물이나 화학물질을 에탄올 또는 에탄올과 정제수의 혼합액으로 흘러나오게 해서 만든 액제-옮긴이)나 찜질, 연고를 사용하는 치료법 등이 있어요.

아로마테라피를 할 때 다른 식물요법도 함께 실시하면 치료 효과가 올라가는 경우가 있어요. 그중에서도 허브차는 손쉽게 사용할 수 있고, 심신의 효과가 부드러워서 특히 추천합니다.

🌿 허브차는 유용성 성분을 포함하는 에센셜 오일에는 없는 수용성 성분을 포함한다

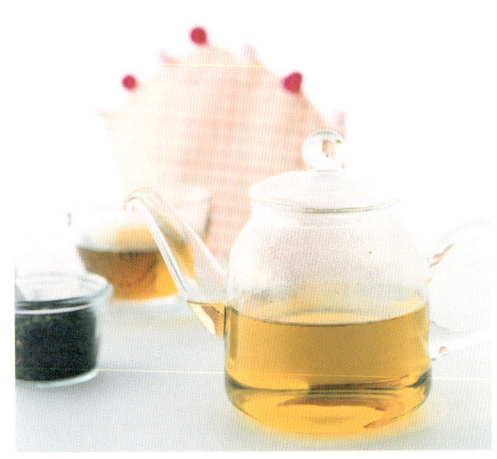

허브차는 허브를 따뜻한 물 속에 담가두는 방법으로 허브의 수용성 성분과 미량의 유용성 성분을 침출시킨 것입니다. 식물(허브)에는 물에는 녹지 않고 기름에 잘 녹는 유용성 성분과 물에 잘 녹는 수용성 성분이 포함되어 있어요. 아로마테라피는 유용성 성분을 포함하는 에센셜 오일을 이용한 요법입니다. 그에 반해 수용성 성분을 주로 이용한 요법 중 하나가 허브차이지요. 같은 허브를 원료로 사용해도 에센셜 오일에는 포함되지 않는 탄닌이나 플라보노이드, 비타민, 미네랄 등의 성분을 허브차로는 이용할 수 있어요.

🌿 향을 즐기고, 마시며, 성분을 몸에 흡수한다

허브차는 마시는 것과 맡는 것으로 그 성분을 몸에 흡수할 수 있지요. 입으로 들이마신 성분은 소화기관을 통해 흡수되어 혈액과 함께 전신을 순환합니다. 코로 들이마신 미량의 휘발성 성분은 뇌 신경에 작용하여 부드러운 아로마테라피 효과를 얻을 수도 있어요.

허브의 성분을 농축한 에센셜 오일에 비하면, 따뜻한 물로 침출한 성분을 사용하는 허브차는 몸과 마음의 작용이 순하며 카페인을 포함하지 않는다는 특징이 있습니다. 다만 하루에 많은 양을 마시거나 장기간 복용은 삼가세요. 또한 허브의 성분을 잘 확인한 다음에 허브차로 이용하는 자세 역시 중요합니다. 특히 임신 중이거나 수유기 여성, 영유아, 혈압이 높은 사람, 심장이 약한 사람에게 사용할 경우라면, 심신에 미칠 영향을 잘 알아보고 사용하는 것이 좋습니다.

허브차에 자주 포함되는 성분과 작용

사용하는 허브의 종류에 따라 허브차에 포함되는 성분은 달라집니다. 특히 임신 중이거나 수유기, 큰 질병이 있을 때는 허브의 성분을 반드시 확인하고 마셔야 합니다. (p157 참조)

성분	작용
사포닌	스테로이드 호르몬과 비슷한 구조라서 유사 호르몬 작용이 있다.
에센셜 오일	식물 속의 특별한 세포에 따라 만들어지는 방향이 높은 성질. 다양한 특징을 지닌 복잡한 화학물질을 풍부하게 함유한다.
탄닌	조직의 염증을 가라앉히는 수렴 작용과 항산화 작용이 있다.
고미질	쓴맛을 지닌 화합물. 간 기능 강화, 건위(위를 튼튼하게 하는 활동), 식욕 증진 작용 등이 있다.
점액질	소화기관이나 점막을 진정시키거나 보호하는 작용이 있다.
배당체	당질과 그 이외의 생리 활성이 강한 성분이 결합한 물질. 안트라퀴논 배당체(완하 작용*이 있음)나 강심 배당체(심장을 강하게 하는 작용이 있음) 등 종류에 따라 작용은 다르다.
비타민	체내에서는 합성되지 않지만, 몸의 대사에 필요한 물질. 비타민A, B, C, D, E 등이 있다.
플라보노이드 배당체	이뇨, 완하, 항경련 등의 작용이 있다. 그중에서도 루틴이나 쿼르세틴은 비타민C의 기능을 높이거나 모세혈관을 강하게 하는 작용을 한다.
미네랄	대사에 필요한 영양소. 일반 식사만으로는 부족하기 쉬운 물질이다.

* 완하 작용: 장을 부드럽게 하여 배변을 촉진하는 작용

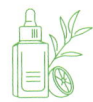

허브차 내리는 법

허브차는 따뜻한 물에 우리면 그 진액(성분)이 추출됩니다. 다만 너무 우리면 쓴맛이나 냄새가 나서 마시기 힘들 수도 있으므로 추출 시간은 3분을 기준으로 해요.

허브 종류에 따라서는 맛이 강할 때도 있습니다. 마시기 힘들 땐 벌꿀을 첨가해보세요. 또한 약효를 생각해 다른 허브와 블렌딩해보면 좋아요.

허브차 만드는 방법

❶ 찻주전자와 찻잔은 먼저 따뜻한 물로 데워둡니다. 허브를 찻주전자에 담습니다. 찻잔 1잔에 말린 허브의 경우라면 1작은스푼, 생허브는 2~3스푼이 기준입니다.

❷ 끓인 물을 찻주전자에 천천히 붓습니다.

❸ 향이 날아가지 않도록 뚜껑을 덮은 뒤 2~3분 우립니다.

❹ 찻주전자를 들고 수평으로 가볍게 돌린 다음, 차 거름망을 사용해 천천히 허브차를 따릅니다.

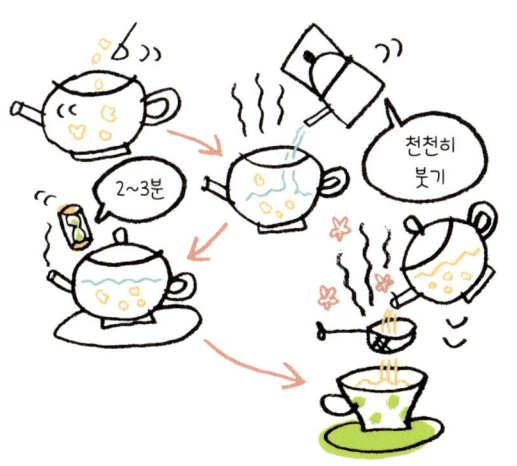

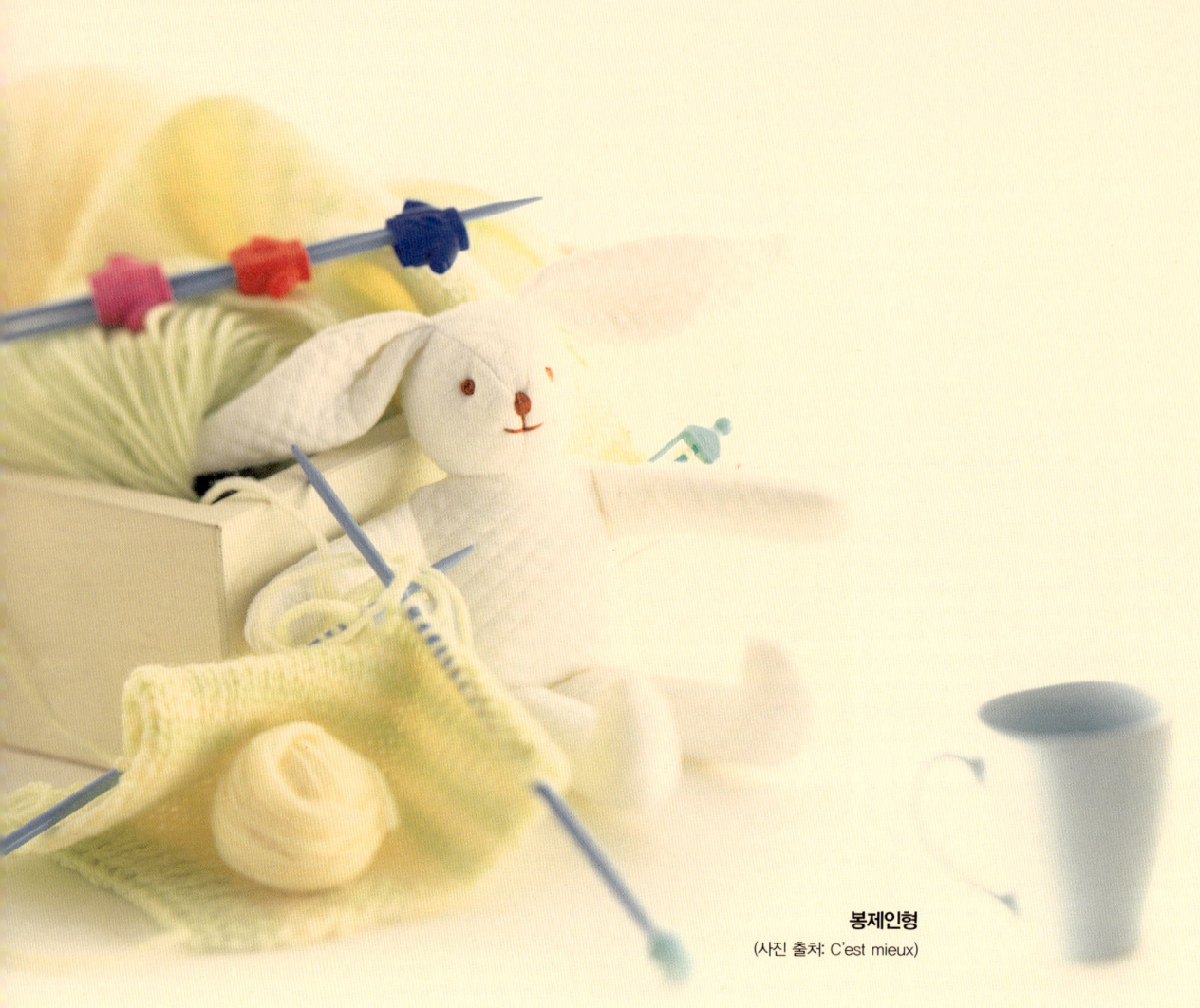

봉제인형
(사진 출처: C'est mieux)

○ 소중한 아기를 배 속에서 키우기 위해 엄마의 몸은 크게 변화합니다.
또한 호르몬의 영향을 받아 마음이 불안정해지기도 하지요. 약을 사용할 수도 없고
사용하고 싶지도 않은 시기여서 불편한 몸의 증상이나 불안정해지기 쉬운 마음 상태를
이겨내는 데 아로마테라피는 대단히 큰 도움을 줍니다.
단, 임신 중에는 호르몬에 영향을 미치는 에센셜 오일이나 허브는 사용할 수 없습니다.
임신 중에도 안전하게 사용할 수 있는 에센셜 오일과 허브 종류 및 용량을
자세히 확인한 다음, 올바르게 사용하세요.

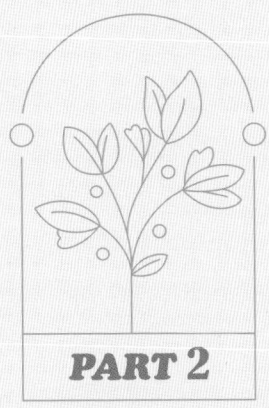

PART 2

임신 중의
아로마테라피

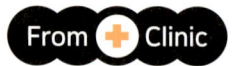

임신 중의 몸과 마음

소중한 생명을 키우기 위한 호르몬 변화로 마음은 불안정해지고 몸은 크게 변화한다

여성의 인생은 임신을 계기로 급격하게 변합니다. 몸도 마음도 전에 없던 큰 변화를 단기간에 경험하지요.

임신 5개월이 끝나는 시점에서 태아의 크기는 약 300g, 후반 5개월 동안 단숨에 10배로 발육합니다. 이를 위해 임산부의 체중은 약 10kg 이상이 불고, 사람에 따라서는 유방이나 배에 임신선이 생기며, 체내의 혈액량은 보통의 1.5배로 증가합니다. 그런데도 태아가 영양분을 필요로 하기 때문에 빈혈이 생기기 쉽지요. 또한 커지는 자궁 탓에 빈뇨, 변비 증상이 나타나기 쉽고, 횡경막과 위도 압박을 받아 불쾌감, 식욕 부진이 일어나는 일도 흔합니다. 눈으로는 보이지 않는 부분에서 호르몬의 변화도 두드러져, 뇌하수체나 태반에서 대량의 에스트로겐(여성의 성장과 임신기에 중요한 역할을 하는 여성호르몬), 프로게스테론(생식주기에 영향을 주는 여성호르몬), 고나도트로핀(생식선자극 호르몬)이 분비되어 유방과 자궁을 키워 임신을 유지하게끔 기능하지요. 또한 출산을 계기로 옥시토신(자궁수축 호르몬)과 프로락틴(유즙분비자극 호르몬)이 대량으로 분비되어 모유 수유를 지원합니다.

그리고 감정적인 면에서는 임신 전과 다른 2가지 특징을 볼 수 있어요.

하나는 임신 시기에 따른 감정의 큰 변화를 볼 수 있다는 겁니다. 임신 사실을 알게 되었을 때 임산부는 제각기 다양한 방식으로 이를 받아들입니다. 금방 기쁨의 감정이 솟아오르는 것도 아닙니다. 당혹감이나 불안감과 기쁨이 혼재하고, 입덧으로 심신이 불편한 상태인 임신 전반기에 임산부는 종종 부정적인 감정에 지배되기도 쉽지요. 그래도 주변 사람들의 축하를 받고 복대를 두르며 태동이 느껴지는 임신 중기에 들어서면 점차 기쁨의 감정이 지배하게 됩니다. 마침내 예정일이 가까워지면 임산부는 다시 불안감과 공포심이 심해지면서 부정적인 감정이 커지기 쉬운 변화를 겪게 되지요.

또 하나는 주변의 자극에 민감해져서 과잉 반응하며, 정서적으로 불안정한 상태가 되기 쉽다는 것입니다.

이와 같은 감정적인 변화는 성격이나 사회적 요인, 변화해가는 몸에 크게 좌우되며, 혹은 호르몬의 영향도 크다고 분석하지요.

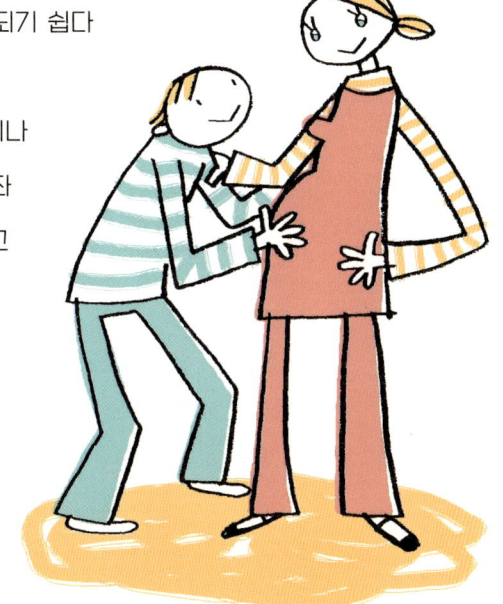

임신 중에 사용할 수 있는 에센셜 오일에 관해

　에센셜 오일의 방향 분자의 분자량은 매우 작아 태반을 통과할 수 있다고 알려져 있어요. 따라서 임신 중에는 에센셜 오일의 성분을 충분히 확인한 다음에 사용하는 자세가 매우 중요합니다. 특히 임신 초기의 태아 기관 형성기에는 안전성이 확실한 에센셜 오일이라도 사용량은 줄이는 게 좋아요.

　또한 사용법에 따라서도 에센셜 오일 성분이 몸에 미치는 영향이 변한다는 사실을 기억해두세요. 다행히 방에 향을 확산시키거나 손수건에 떨어뜨려 냄새를 맡는 방향욕으로 에센셜 오일을 사용할 때는 설령 통경 작용이 있는 에센셜 오일을 사용한다고 해도 태아나 임산부의 몸 상태에 현저한 악영향을 주지 않습니다. 그리고 아로마 목욕이나 국소 부위에 사용하는 아로마 크림, 질 세정제에 에센셜 오일을 사용할 경우 몸에 흡수되는 에센셜 오일의 성분은 미량이에요. 그래서 임신 중 피해야 할 에센셜 오일이 아닌 한 사용량을 줄이면 위험성은 없어요.

　그런데 가장 조심해야 할 것이 아로마 마사지예요. 특히 전신 마사지를 할 때는 주의가 필요합니다. 임신 초기에는 마사지를 할 때 에센셜 오일 사용은 피하고, 식물성인 캐리어 오일만 사용합니다. 임신 중기부터 후기에 걸쳐 마사지에 에센셜 오일을 사용할 때는 캐리어 오일로 희석해 사용하면 됩니다. 희석 농도는 통상(2%)보다도 더 약한 0.5~1%로 하세요.

임신 중에 사용할 수 있는 에센셜 오일 vs. 임신 중에 주의해야 할 에센셜 오일

임신 중에는 신경독성, 피부 자극, 통경 작용이 있는 에센셜 오일은 사용을 피하거나 혹은 사용하더라도 주의가 필요합니다. 페놀류, 페놀에테르류, 알데히드류, 케톤류, 산화물(옥사이드)류, 락톤류를 포함하는 에센셜 오일이 이에 해당해요. (p.20~21 참조)

임신 중에 사용해서는 안 되는 에센셜 오일
-단, 방향욕에는 사용 가능 (주로 통경, 호르몬, 자궁 수축 작용이 있는 것)

아니스, 안젤리카, 오레가노 캠퍼, 당근씨, 클로브, 시나몬, 재스민, 스파이크 라벤더, 세이지, 타임 티몰, 타라곤, 바질, 펜넬, 라반딘, 라벤더 슈퍼, 레몬그라스, 레몬 유칼립투스

임신 초기부터 사용할 수 있는 에센셜 오일

그레이프프루트, 라벤더, 스위트오렌지, 티트리, 네롤리, 팔마로사, 비타오렌지, 프랑킨센스, 베르가모트, 만다린, 레몬, 로즈우드, (방향욕에 사용할 경우에만) 일랑일랑, 저먼 캐모마일, 페퍼민트, 로만 캐모마일

임신 6개월부터 사용할 수 있는 에센셜 오일
(주로 가벼운 통경, 호르몬 작용이 있는 것)

일랑일랑, 클라리세이지, 사이프러스, 샌들우드, 저먼 캐모마일, 주니퍼, 제라늄, 타임 투자놀, 니아울리, 파인, 파촐리, 페퍼민트, 헬리크리섬, 마조람, 유칼립투스 글로불루스, 유칼립투스 라디아타, 라벤사라 아로마티카, 로즈, 로즈메리 캠퍼, 로만 캐모마일

뱃속 아기와 대화를 나눠보자

아기는 배 속에 있을 때부터 소리와 촉감을 느낄 수가 있습니다. 12주(임신 3개월)경에는 피부 감각이 있고, 20주(임신 5개월)경에는 청각이 거의 완성된다고 합니다. 그러니 잠들기 전 5분간, 아기와 교감을 나누는 시간을 가져보세요. 아기의 발은 여기일까? 머리는 여기에 있나? 하고 배 위로 아기의 몸을 확인하면서 부드럽게 어루만지며 말을 걸어봅니다. 가능하면 부부가 함께하세요. 또한 태동을 느끼면 반드시 배를 어루만지며 대답을 해주세요. 이것을 지속하다보면 아기가 기뻐하면서 마치 대답하는 것처럼 움직이는 것을 알 수 있습니다. 눈에 보이지는 않아도 배 속에서 무럭무럭 자라고 있는 아기의 존재를 확실하게 느끼는 소중한 시간입니다.

특히 아빠에게는 아기와 교감할 수 있는 귀중한 시간이지요. 자신의 아이가 점점 커가는 모습을 엄마의 배 위에서 항상 착실히 확인하며 아기와 대화를 나누세요. 아빠의 목소리를 아기는 배 속에서도 분명 기억해줄 겁니다.

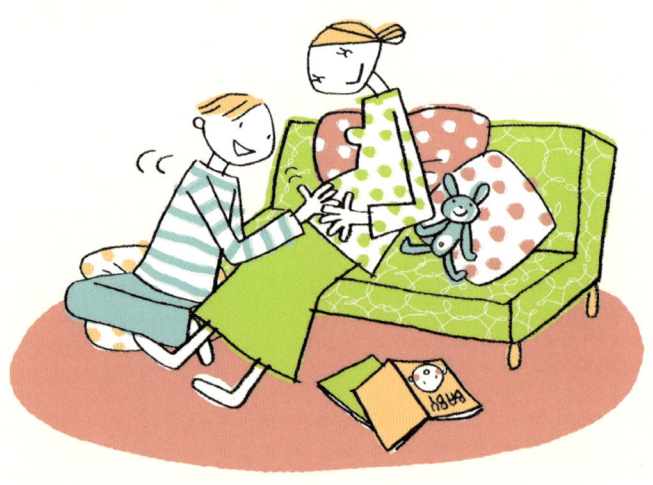

임신 중의 고민을 해소하기 위한
레시피 모음

R E C I P E

몸도 마음도 크게 변해가는 임신 중에는 다양한 고민이 생깁니다. 때로는 에센셜 오일을, 때로는 허브를 이용해 불편한 증상을 완화할 수 있는 레시피를 소개합니다.

> 임신 초기의 고민

식욕 부진

❋ '먹고 싶을 때만 먹을 수 있는' 식사여도 임신 초기에는 괜찮다

 임산부는 입덧이나 출산에 대한 불안 등으로 식욕이 생기지 않고, 음식을 거의 먹지 못해 고민하는 일도 자주 있지요. 배 속의 아기를 위해 무리하게 먹어야 한다는 생각은 오히려 스트레스가 되어 더욱 먹지 못하는 원인이 되기도 하고요.

 임신 초기의 아기는 아직 매우 작아서 엄마의 몸에 지금껏 축적되어온 영양분을 이용해 성장할 수 있습니다. 자신을 탓하거나 초조해할 필요는 없답니다. 느긋한 마음으로 먹고 싶을 때 먹을 수 있는 것을 먹을 수 있는 만큼만 섭취하세요. 단, 수분도 섭취하기 힘든 경우에는 의사와 상의하세요.

주스 혹은 젤리 추천

 입덧은 질환이 아니라고들 말합니다. 긴장하면 구토하고 긴장이 풀리면 구토하는 등 개인차도 천차만별이지요. 임신 2~3개월째가 가장 고된 시기인데, 이 시기에는 난황낭이 태아의 영양원이 되므로 아기의 영양 섭취의 어려움을 걱정할 필요는 없습니다. 이때는 냄새가 나지 않고 목 넘김이 좋은 주스나 젤리, 푸딩을 먹으면 좋습니다. 단, 너무 못 먹는 채로 방치하여 몸의 전해질 균형이 무너지면 몸 상

태가 더욱 나빠져 식사가 더더욱 어려운 악순환에 빠지게 됩니다. 이럴 때는 수액을 맞아 전해질 균형을 조절하면 악순환에서 빨리 벗어날 수 있어요.

위장에 작용하는 향으로 식욕을 자극한다

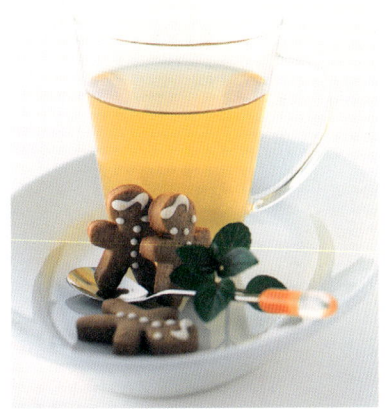

식사를 못해 걱정이 되는 임산부는 소화기관에 작용하는 감귤류나 라벤더, 페퍼민트 향을 맡아보세요. 소화를 돕는 페퍼민트나 진저로 따뜻한 허브차를 마시는 것도 좋습니다.

레시피 1 — 방향욕

기분을 편안하게 하기

감귤류* ·········· 2~3방울
(또는 라벤더, 페퍼민트)

식사 전에 식욕을 촉진하고 정신적인 긴장을 완화하는 작용이 있는 향을 방에 확산시켜보세요. 상쾌한 감귤류, 시원한 라벤더, 산뜻한 페퍼민트. 이 3종류의 에센셜 오일 중에서 마음에 드는 걸로 골라 아로마 램프 등을 이용해 향을 확산시킵니다.

레시피 2 — 허브차

위를 상쾌하게 하기

〈건조〉 진저 ·········· 1작은스푼
(또는 페퍼민트)

진저와 페퍼민트는 소화기관을 자극해 튼튼하게 하는 허브입니다. 이를 이용해 차를 만들어 식사 전에 마십니다.(p.55 참조) 또한 같은 차를 사용한 가글도 좋습니다. 입 안이 산뜻해져 침으로 끈적일 때도 도움이 되지요.

* 레시피 속 감귤류는 그레이프프루트, 스위트오렌지, 베르가모트, 만다린, 레몬 에센셜 오일 5종류 중에서 원하는 걸로 선택하세요.

| 임신 초기의 고민 |

입덧

❋ **임신을 자각하는 계기가 되는 구역질과 메스꺼움,
그리고 고통은 제각각으로 나타난다**

입덧은 임신 2개월경부터 시작됩니다. 평소라면 신경 쓰이지 않는 냄새가 역하게 느껴지고, 속이 울렁대며 식성이 바뀌는 등 증상과 고통은 사람마다 제각각이지요. 개중에는 입덧이 없는 사람도 있어요. 기간도 개인차가 있어 짧은 사람이 있는가 하면 오래 가는 사람도 있는데, 대부분은 임신 4개월경이면 끝납니다. 원인은 명확하게 알 수 없지만, 자신에게는 이물질인 태아를 받아들이기 위한 몸의 갈등으로도 생각할 수 있습니다. 무리하지 말라는 아기의 메시지로 받아들이며, 이 시기를 조용히 보내면 됩니다.

기분이 좋아지는 향을 찾아서

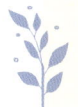

심신이 불안정한 임신 초기에 옆에서 남편이 얼마나 힘이 되어줬나 하는 이야기는 평생 입에 오르내리게 되지요. 집안일의 분담을 덜어주고, 밝게 격려해주는 등 아내의 몸과 마음을 지원해주세요. 아내가 어떤 냄새를 맡으면 상쾌해지는지 알 수 있도록 도와줄 수도 있어요. 코로 들어온 에센셜 오일 분자의 전기적 신호가 대뇌변연계에 도달하면 분자의 화학적 메시지는 그것을 분석하는 해마와 편도핵으로 전달됩니다. "후각은 시각이나 청각보다 확실하게 심금을 울린다"라고 영국의

> 작가 러디어드 키플링이 말했다는데, 냄새를 감지해 쾌·불쾌의 감정과 함께 기억하는 해마는 바로 그런 기능을 맡은 영역이에요. 편안한 감정과 함께 원하는 향이 아내의 기억에 남도록 해주세요.

❀ 우울해지기 쉬우므로 상쾌한 향으로 마음을 편안하게 한다

이 시기에 조금이라도 증상이 가벼워지도록 에센셜 오일의 힘을 사용하세요. 메스꺼움을 가라앉히는 라벤더나 페퍼민트, 위장의 작용을 촉진하는 레몬이 좋아요. 단, 증상이 심할 경우에는 재빨리 의사와 상의하세요.

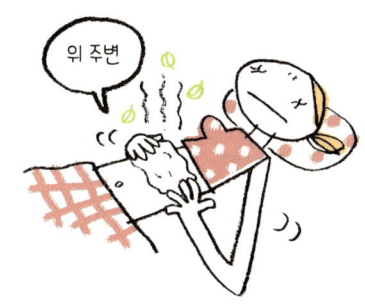

따뜻한 찜질을 하며 퍼지는 향으로 더욱 편안해질 수 있다.

레시피 1 — 방향욕
구역·메스꺼움에 좋은 향

감귤류 ················ 1~2방울
(또는 라벤더, 페퍼민트)

손수건에 에센셜 오일을 떨어뜨려 천천히 향을 맡으세요. 외출 시 갑작스러운 구역질이나 메스꺼움이 걱정되는 사람은 에센셜 오일을 떨어뜨린 손수건을 둘로 접어 주머니에 넣어 준비해두면 안심입니다. 집에서라면 세숫대야에 담은 따뜻한 물에 에센셜 오일을 떨어뜨려 향을 맡는 방법도 있어요.

레시피 2 — 온찜질
괴로운 구역질·메스꺼움에 좋은 방법

라벤더 ················ 1~2방울
(또는 감귤류*)

세숫대야에 담은 따뜻한 물에 에센셜 오일을 떨어뜨리고서 수건을 담급니다. 표면에 뜬 에센셜 오일을 걷어내듯이 수건을 건져 올려 양쪽 끝을 잡고 물기를 짭니다.(p.43 참조) 그것을 비닐봉지에 넣어 위 주변에 올립니다. 근육을 완화하고 위장이 편안해지도록 해줘요.

＊ 레시피 속 감귤류는 그레이프프루트, 스위트오렌지, 베르가모트, 만다린, 레몬 에센셜 오일 5종류 중에서 원하는 걸로 선택하세요.

임신 중기에서 후기까지의 고민

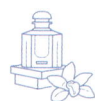

다리 경련

❀ **근육이 갑자기 긴장해 다리에 경련이 생기는 이유는
하반신의 혈류 악화가 주요 원인이다**

다리의 경련, 흔히 말하는 쥐는 발바닥이나 장딴지 근육이 갑자기 팽팽하게 당겨지는 근육 경련의 일종입니다. 밤중에 자다가, 또는 다리를 뻗을 때 잘 일어나며 통증이 꽤 심하지요.

임산부의 경우는 체중이 늘어나 다리 근육에 부담을 주게 되거나 점차 커지는 배에 눌려 하반신의 혈류가 나빠지는 것이 주된 원인이에요. 그 밖에 칼슘 부족이나 탈수 상태가 원인이 되어 발생할 수도 있습니다.

하반신이 차지 않도록 주의하며 목욕으로 몸을 자주 따뜻하게 해주어 혈액순환이 잘되도록 한 후에 수면을 취합니다. 또한 작은 생선 등 칼슘이 많은 식품을 적극적으로 섭취하세요.

근육 경련을 풀고 통증을 완화한다

갑작스러운 강한 통증에 놀라겠지만, 경련을 해소해주는 게 우선입니다. 엄지발가락을 몸쪽으로 쭉 당겨 근육을 늘리거나, 반대로 엄지발가락을 발바닥 쪽으로 뻗습니다. 이 동작을 몇 번 반복하세요. 또한 장딴지에 힘을 주지 말고 가볍게 마사지하는 것도 좋아요. 배가 커져 직접 손이 닿지 않을 때는 배우자가 그 동작을

> 부드럽게 반복해주세요.
>
> 그리고 운동 부족이 되지 않도록 부부가 함께 산책하는 것도 추천합니다. 둘이서 걸으며 "바람이 기분 좋네" 말하면서 배 속의 아기와도 대화를 나눠보세요.

❀ 근육 긴장을 완화해주는 에센셜 오일을 사용해 마사지한다

혈액순환을 좋게 하는 마사지나 족욕, 찜질도 다리 경련의 예방법으로 효과적이에요. 진정 작용이 있는 라벤더, 근육의 열을 식히는 페퍼민트, 근육 피로를 완화하는 로즈메리 캠퍼 에센셜 오일을 사용합니다.

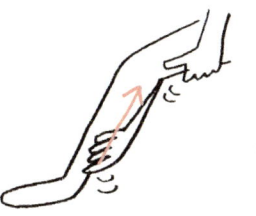 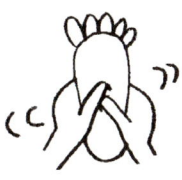

장딴지는 아래에서 위로 문지른다. 발바닥은 전체를 엄지손가락을 이용해 주물러 풀어준다.

레시피 1 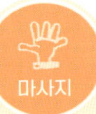 마사지

근육 풀기

라벤더	2방울
페퍼민트	1방울
로즈메리 캠퍼 ❿	2방울
캐리어 오일	50cc

(스위트아몬드 오일 또는 호호바 오일)

캐리어 오일에 3종류의 에센셜 오일을 추가해 마사지 오일을 만듭니다.(p.49 참조) 이것을 손에 덜어 장딴지나 발바닥을 마사지합니다. 마사지는 목욕 후에 하면 더욱 효과적이에요.

레시피 2  족욕

혈액순환 좋게 하기

페퍼민트	2~3방울

(또는 로즈메리 캠퍼)

따뜻한 물(40~42℃)을 담은 세숫대야에 에센셜 오일을 떨어뜨립니다. 잘 섞은 뒤 양발을 5~10분 담가두세요. 발뿐만 아니라 전신이 따끈따끈해집니다. 에센셜 오일을 떨어뜨린 물에 수건을 적셔 신경 쓰이는 부위에 찜질하는 방법도 활용할 수 있어요.(p.43 참조)

> 임신 중기에서 후기까지의 고민

치질

❀ 정맥이 눌려서 생긴다

임신 중에는 커진 자궁으로 인해 장이나 항문 주변의 정맥이 눌리면서 울혈을 일으켜 그 결과로 항문 주변이 혹처럼 부풀어 올라 치질이 될 수 있습니다. 또한 호르몬 영향으로 변비가 악화하면 딱딱한 변으로 항문이 찢어져 항문 열상이 생길 수도 있고요. 치질이 생겼을 경우, 가능하면 배변 후에는 휴지를 사용하는 대신에 따뜻한 물로 씻어내도록 합니다.

레시피 1  마사지

혈액순환 좋게 하기

그레이프프루트 [11]	1방울
사이프러스 [12]	1방울
캐리어 오일	10cc
(스위트아몬드 오일 또는 호호바 오일)	

캐리어 오일에 2종류의 에센셜 오일을 추가해 마사지 오일을 만듭니다.(p.49 참조) 이것을 손에 덜어 일주일에 1~2번, 하반신을 부드럽게 마사지하세요. 이 방법은 정맥류 예방에도 효과적입니다. 치질과 정맥류는 같은 원인으로 진행되거든요.

레시피 2  크림

환부 살균·소염하기

주니퍼 [13]	1방울
(또는 사이프러스)	
티트리 [14]	1방울
밀랍	50g
호호바 오일	30cc

밀랍과 호호바 오일을 함께 녹인 뒤 에센셜 오일을 추가해 살균·소염 효과가 있는 크림을 만듭니다.(p.45 참조) 이것을 손가락으로 덜어내 깨끗하게 씻은 항문 주변에 하루 4~5번 바릅니다.

질염

호르몬의 영향으로 세균 감염이 쉬운 상태로 바뀐다

질이 따끔거려 아프고 가렵고 불쾌한 증상이 동반되는 것, 이렇게 질 점막에 일어나는 염증을 질염이라고 해요. 질 안은 보통 산성으로 유지되어 세균 감염을 막고 있지만, 임신하면 호르몬 영향으로 그 균형이 무너져 질염을 일으키기 쉽지요. 또한 출산 후에는 1개월 정도 이어지는 오로(산후에 나타나는 자궁 분비물이나 출혈) 때문에 질 안에 세균이 번식하기 쉬워져서 발생하기도 해요.

임신 중에 특히 잘 걸리는 것이 칸디다질염입니다. 이는 곰팡이 일종으로, 외음부나 그 주변에 극심한 가려움증이 생기며 두부 비지 같은 하얀 분비물이 섞이는 증상을 동반해요.

증상이 약간의 불쾌감 정도라면 손수 만든 세정액으로 질을 세정해 보세요. 에센셜 오일은 항균·항염 작용을 지닌 라벤더나 티트리를 사용합니다. 단, 1~2일 후에도 개선되지 않으면 의사와 상의하세요.

레시피 1 — 세정

여성용 질 세척기 사용하기

라벤더 (또는 티트리)	1방울
정제수	50cc

염증을 억제하고 살균 작용을 지닌 라벤더나 티트리 에센셜 오일을 정제수에 더해 잘 섞습니다. 시판되는 여성용 질 세척기로 옮겨 잘 휘저은 뒤 질을 세정합니다. 이것을 하루에 여러 번 반복하세요.

| 임신 중기에서 후기까지의 고민 |

정맥류

❀ 정맥 속에 혈류가 막힌 상태, 내버려두면 통증은 악화된다

발등이나 복사뼈, 장딴지, 허벅지 안쪽, 외음부 등 혈관이 검푸르게 도드라지고 혹처럼 부푸는 일이 있습니다. 이를 정맥류라고 하는데, 정맥 속에 혈류가 막혀 발생하지요.

임신 중에는 커진 자궁이 골반 내의 정맥을 눌러 하반신의 혈류가 심장 쪽으로의 순환이 어려워져 정맥류가 발생하기 쉬워집니다. 또한 이미 생긴 정맥류는 배가 커질수록 통증을 수반하는 등 악화되기 쉽지요. 다만 출산 후 시간이 지나면 대부분이 사라지는 것이 임신 중 정맥류의 특징이에요.

경산부일수록 증상이 나타나기 전에 대책을!

정맥류는 초산부보다도 이미 임신 경험이 있는 경산부가 훨씬 심해지는 경향이 있습니다. 앞의 출산 때 경험이 있다면, 다음에는 혈관이 도드라질 뿐만 아니라 통증을 수반하는 정맥염에 걸리는 일도 생기고요.

경산부일수록 정맥류 증상이 나타나기 전에 마사지 등으로 하반신의 혈액순환을 원활하게 해두는 것이 중요합니다. 특히 일하는 임산부는 요주의 대상입니다. 서서 일할 경우에는 가능한 한 1시간마다 5~10분, 다리를 들어 휴식을 취하세요. 장시간 앉아 있는 일일 경우에는 걷기 같은 운동이 효과적이에요. 또한 다리를 세게 조여 혈액의 정체를 줄이고 혈류를 좋게 하는 압박 스타킹을 착용하는 것도 좋은 방법입니다.

❋ 혈액순환을 좋게 하는 오일을 사용해 하반신을 마사지하자

정맥류를 악화시키지 않으려면 하반신의 혈류를 좋게 하는 것이 중요해요. 혈액순환을 촉진하는 그레이프프루트, 수렴·울체 제거 작용이 있는 사이프러스, 통증을 완화하는 라벤더와 헬리크리섬 에센셜 오일이 도움이 되지요.

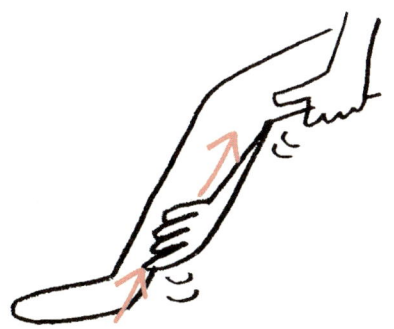

정맥류가 생긴 부위는 마사지 오일을 가볍게 바르는 정도로만 한다. 마사지는 정맥류가 생긴 부위를 피해 위아래 주위를 부드럽게 실시한다. 특히 정성 들여 위쪽을 마사지하면 효과가 더 좋다.

레시피 1 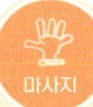 마사지

혈액순환 좋게 하기

그레이프프루트	1방울
사이프러스	1방울
캐리어 오일	10cc

(스위트아몬드 오일 또는 호호바 오일)

캐리어 오일에 2종류의 에센셜 오일을 추가해 마사지 오일을 만듭니다.(p.49 참조) 이것을 손에 덜어 정맥류 부위를 피해 위아래 부위를 국소적으로 매일 마사지합니다.

레시피 2 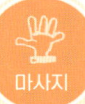 마사지

통증 완화하기

그레이프프루트	1방울
사이프러스	1방울
헬리크리섬 ⑮	1방울

(또는 라벤더)

캐리어 오일	10cc

(스위트아몬드 오일 또는 호호바 오일)

통증을 수반하는 정맥류의 경우에는 혈액순환을 좋게 하는 작용이 있는 에센셜 오일뿐만 아니라, 통증을 풀어주는 효과를 지닌 에센셜 오일도 추가해 마사지 오일을 바릅니다.(p.49 참조)

임신 중기에서 후기까지의 고민

임신선

🌸 **급격한 몸의 변화를 견디지 못하고 피하 조직이 찢어진다**

임신 중 배나 가슴이 급격하게 커지거나 살이 찌면 피부가 팽팽해지는데, 그 힘에 피하 조직이 대응하지 못해 복벽의 탄성섬유가 가볍게 찢어집니다. 부르튼 것처럼 연한 분홍색 선이 나타나는데, 이것이 바로 임신선이지요. 출산 후에는 색이 옅어지고 하얘지면서 눈에 띄지 않게 되지만 안타깝게도 흔적 없이 깔끔하게 사라지지는 않아요. 탄력성이 없는 피부일수록 생기기 쉬우며, 급격하게 체중이 늘어난 경우나 다태 임신(태아를 둘 이상 한 번에 임신한 상태)인 경우에도 생기기 쉬운 경향이 있습니다.

엄마의 몸이 아기를 지키는 증거로 받아들이고 아기가 성장하고 나서 이 임신선에 관해 이야기해주면 어떨까요?

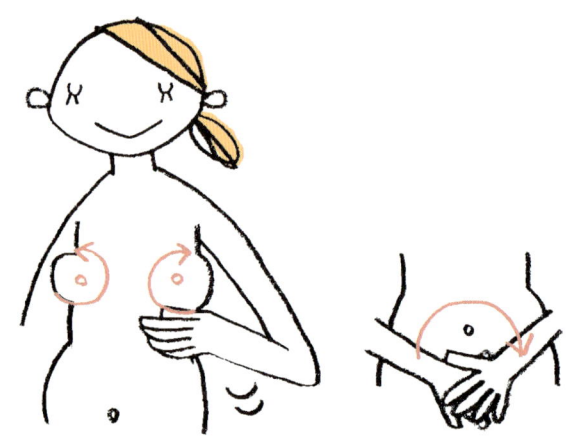

오른쪽 레시피에서 자신의 피부 유형에 맞는 마사지 오일을 선택해 만든다. 이것을 손에 덜어 임신선이 생기기 쉬운 배와 가슴, 팔뚝 살까지 부드럽게 발라준다.

🌸 임신 8개월경부터 피부의 탄력성을 높이는 마사지를 시작하자

임신선을 예방하고 싶은 사람은 임신 8개월경부터 피부의 보습과 탄력성을 높여주는 오일 마사지를 하루에 2~3번 하세요. 마사지 오일은 피부 유형에 맞춰 선택한 에센셜 오일과 캐리어 오일을 사용해 만듭니다.

레시피 1
촉촉한 보통 피부용

라벤더	1방울
네롤리 [16]	2방울
(또는 만다린)	
캐리어 오일	30cc
(스위트아몬드 오일 또는 호호바 오일)	

피부 세포의 성장을 촉진하는 효과가 있는 에센셜 오일 2종류를 캐리어 오일에 섞어 마사지 오일을 만듭니다.(p.49 참조) 이것을 손에 덜어 마사지합니다.

레시피 2
보송보송한 지성 피부용

제라늄 [17]	6방울
(또는 헬리크리섬)	
살구씨 오일	30cc

보송보송한 감촉의 살구씨 오일에 피지 분비 균형을 유지하는 작용이 있는 제라늄이나 헬리크리섬 에센셜 오일을 섞어 마사지 오일을 만듭니다.(p.49 참조) 이것을 손에 덜어 마사지합니다.

레시피 3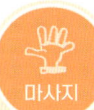
자극이 적은 아토피 피부용

로즈우드 [18]	6방울
(또는 프랑킨센스 [19])	
호호바 오일	30cc

자극이 적고 피부를 촉촉하게 유지하는 호호바 오일에, 염증을 억제하는 효과를 지닌 로즈우드나 프랑킨센스 에센셜 오일을 섞어 마사지 오일을 만듭니다.(p.49 참조) 이것을 손에 덜어 마사지합니다.

임신 중기에서 후기까지의 고민

임신우울증

🌸 불안정한 마음 상태에 스트레스가 더해져 우울해진다

임신 중에는 호르몬 관계로 정신 상태가 불안정해지기 쉬워집니다. 이유 없이 기분이 우울하다, 의욕이 안 생긴다, 끙끙 앓는다……, 이와 같은 임신 중의 일시적인 정신 불안을 임신우울증이라고 진단하지요.

첫 임신이라 불안한 데다가 주변의 말로 짓눌리는 느낌을 받을 때도 있습니다. 또한 배우자의 대응에 불만을 느끼거나, 가볍게 할 수 없는 일이나 참는 일이 늘어나 짜증이 나기도 합니다. 일하는 임산부는 더욱이 앞으로의 상황으로 신경 쓸 게 많아지니 힘들겠지요. 그런 스트레스가 더 깊은 우울 상태를 만드는 요인이 됩니다.

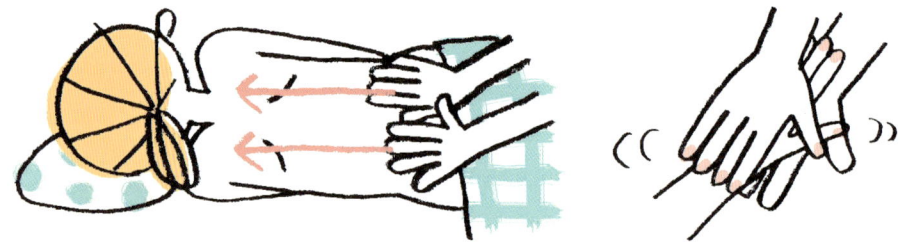

배우자는 마사지 오일을 손에 덜어 양손으로 아내의 한 손을 감싸듯 부드럽게 주물러준다. 이때 방향은 자유롭게 한다. 옆으로 누운 상태에서 밑에서 위로 등을 매끄럽게 문질러준다.

향의 힘과 배우자의 다정함으로 기분 전환을 한다

마음이 우울할 때는 방 안에 향을 감돌게 하거나 에센셜 오일을 더한 욕조에 느긋하게 몸을 담가 기분이 회복되기를 기다리세요. 또한 배우자의 다정한 마사지를 받는 것도 좋겠지요.

레시피 1 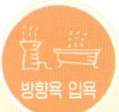 방향욕 입욕

기분 전환

감귤류*	2방울
페퍼민트	2방울

※입욕의 경우에는 선택한 에센셜 오일을 1방울 증량해도 좋다.

우울해져 기분이 가라앉을 때는 마음을 밝게 해주는 감귤류와 마음을 다잡는 페퍼민트 향을 아로마 램프 등을 이용해 방 안에 확산시킵니다. 에센셜 오일을 욕조에 떨어뜨려 입욕해도 좋아요.

레시피 2  방향욕 입욕

마음을 편안하게 하기

클라리세이지[20]	1방울
라벤더	1방울
로만 캐모마일[21]	1방울

※입욕의 경우에는 3가지 중 1종류의 에센셜 오일을 1방울 증량해도 좋다.

짜증이 나거나 가슴이 두근거리며 안정이 안 될 때는 마음을 편안하게 유지해주는 기능을 지닌 에센셜 오일의 향을 아로마 램프 등을 이용해 방 안에 확산시킵니다. 에센셜 오일을 욕조에 떨어뜨려 입욕해도 좋습니다.

레시피 3  마사지

불안감과 피로감 제거

일랑일랑[22]	2방울
클라리세이지	2방울
로즈[23]	1방울
(또는 제라늄)	
스위트아몬드 오일	50cc

불안하거나 정신적으로 피곤하면 배우자의 부드러운 손으로 마사지를 받으세요. 마음을 풀어주는 일랑일랑과 클라리세이지, 기분을 고조시키는 로즈를 사용합니다.(p.49 참조)

* 레시피 속 감귤류는 그레이프푸르트, 스위트오렌지, 베르가모트, 만다린, 레몬 에센셜 오일 5종류 중 원하는 걸로 선택하세요.

임신 중기에서 후기까지의 고민

치통

호르몬 분비 변화로 치아에 문제가 잘 생긴다

충치 악화, 잇몸 붓기, 잇몸 출혈 같은 치아 문제도 임신 후에 잘 일어납니다. 임신하면 호르몬 분비가 변화해 침에 점성이 생겨 음식이 치아에 들러붙기도 쉬워져요. 거기에 입덧 등으로 양치질이 충분하게 안 되거나 하루에 여러 번 식사하게 되면 더욱 치아가 청결하기 어려운 상황이 됩니다. 호르몬의 영향으로 입의 점막도 충혈되기 쉬워서 내버려두면 충치나 치은염을 일으켜요.

식사 때마다 양치질을 꼼꼼히 하는 것이 이상적이지만, 최소한 입안만이라도 꼭 헹궈주세요.

충치나 치은염이 신경 쓰일 때는 출산 전에 치과 의사의 진료를 받으세요. 집에서는 예방을 위해 치아나 잇몸의 통증을 덜어주는 페퍼민트 또는 항균 작용이 강한 라벤더나 티트리 에센셜 오일을 사용해 양치질 합니다.

레시피 1

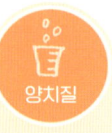
양치질

통증과 잡균 번식 억제하기

| 페퍼민트 | 2방울 |
(또는 라벤더나 티트리 오일)

물컵에 에센셜 오일을 떨어뜨려 잘 섞습니다. 이것을 입에 머금고 입안을 잘 헹굽니다. 그런 다음 이를 닦거나 치간 칫솔을 사용하여 찌꺼기를 제거하면 더욱 효과적입니다. 입안이 산뜻해집니다.

빈혈

🌸 혈중의 수분 증가나 철분 부족이 원인, 식사로 피를 늘리도록 유의한다

임신으로 아기가 자라는 자궁에 많은 혈액을 보내기 때문에 혈중의 수분이 증가하면서 혈액의 전체 양이 증가합니다. 그러나 증가한 만큼의 적혈구가 만들어지지 않기 때문에 묽은 피가 흐르게 되는데, 이것이 임신 중에 빈혈이 일어나는 주된 원인이에요. 또한 아기가 자신의 혈액을 만들기 위해 철을 필요로 해, 엄마의 혈중 철분 양이 부족해지는 것도 하나의 요인이 됩니다. 어지럼증이나 일어날 때 느끼는 현기증, 쉽게 피로해지는 현상 등이 주된 증상인데, 빈혈 상태인 채로 출산을 하면 출혈이 많아지거나 피가 안 멈추는 일도 있답니다.

빈혈 예방에는 잎채소인 소송채나 간 등 철분을 많이 함유한 식품이나 철분 흡수를 좋게 하는 비타민C를 함유한 식품을 적극적으로 섭취하는 것이 중요해요. 쐐기풀이나 라즈베리잎도 철분과 비타민C가 풍부하니 활용해보세요.

레시피 1  허브차

증혈 작용이 있는 차

〈건조〉 **쐐기풀 … 1작은스푼**
(또는 라즈베리잎)

식사 때나 차를 마실 때 쐐기풀이나 라즈베리잎을 우려낸 허브차를 마십니다.(p.55 참조) 쐐기풀은 녹차와 비슷한 담백한 맛, 라즈베리잎에서는 은은한 단맛이 납니다. 빈혈이 신경 쓰일 땐 매일 마셔보세요.

> 임신 중기에서 후기까지의 고민

불면증

❋ **잠을 못 자도 건강하면 걱정할 필요가 없지만,
피로할 땐 쉬도록 유의한다**

출산과 아기와의 생활 등 이런저런 생각으로 임산부는 좀처럼 잠을 못 자는 날도 많지요. 또한 출산이 가까워져 오면 커진 배가 등 쪽 혈관을 압박하거나 태동이 심해지고, 화장실도 자주 가게 돼 잠을 못 이루는 밤을 경험하는 임산부도 있습니다.

부족한 수면 시간이 아기에게 직접적인 영향을 미치는 것은 아니지만, 피

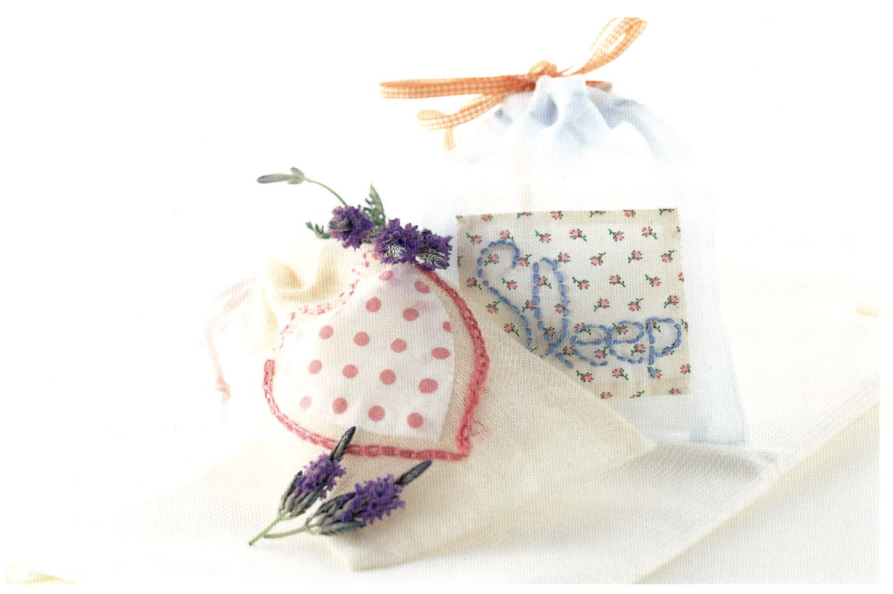

로가 쌓여 기분이 좋지 않다면 낮잠을 자는 등 몸을 쉬게 할 방법을 생각해야 해요. 출산 후에는 수유 때문에 푹 잘 수 없는 날이 지속됩니다. 지금 잠을 못 자는 것은 미리 몸을 길들여두라는 아기의 목소리일지도 모르겠어요.

레시피 1 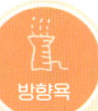 방향욕

향으로 릴랙스하기

라벤더 ······················· 1~2방울
(또는 클라리세이지, 네롤리, 로만 캐모마일 중에서)

에센셜 오일을 떨어뜨린 손수건이나 휴지를 머리맡에 두고 눕습니다. 호흡할 때마다 에센셜 오일 향을 맡으세요. 편안한 마음으로 수면을 유도합니다.

레시피 2  마사지

문질러 풀어주기

라벤더 ······················· 2방울
클라리세이지 ················ 1방울
로만 캐모마일 ··············· 1방울
캐리어 오일 ················· 10cc
(스위트아몬드 오일 또는 호호바 오일)

캐리어 오일에 진정 작용이 있는 에센셜 오일을 추가해 마사지 오일을 만듭니다.(p.49 참조) 잠들기 전에 손에 덜어 가슴을 부드럽게 문질러 마사지하면서 심호흡합니다.

레시피 3  허브차

차 마시며 진정하기

〈건조〉 린덴 ················· 1작은스푼

잠들기 전에 따뜻한 린덴 허브차를 마십니다.(p.55 참조) 도중에 컵에서 피어오르는 우아하고 달콤한 향을 코로 깊게 들이마셔보는 것도 좋아요. 흥분을 진정시키고 심신을 편안하게 합니다.

레시피 4  족욕

따뜻하게 몸 덥히기

라벤더 ······················· 2~3방울
(또는 클라리세이지, 네롤리, 로만 캐모마일 중 선택)

발이 차가워 잠들지 못하는 사람에게 특히 추천하는 방법입니다. 따뜻한 물(40~42℃)을 담은 세숫대야에 에센셜 오일을 떨어뜨려 양발을 5~10분 담급니다. 발이 서서히 따뜻해지면서 점차 온몸이 따끈따끈해집니다.

> 임신 중기에서 후기까지의 고민

변비

❀ 호르몬 관계와 자궁 확장이 장의 기능을 방해한다

원래 변비가 있던 임산부뿐만 아니라 여태 매일 배변 활동이 원활했던 임산부도 임신 중에는 변비가 생기기 쉽습니다.

임신하면 유산을 예방하기 위해 근육 기능을 저하시키는 호르몬이 분비되어 장의 기능도 둔해집니다. 더구나 임신 후기가 되면 커진 자궁이 장을 압박해서 그 경향은 더욱 심해지지요. 운동 부족도 하나의 요인이에요.

변비를 막으려면 균형 잡힌 식사에 신경 쓰며 변의가 느껴질 때 참지 않을 것, 그리고 집안일이나 산책 등으로 적절하게 몸을 움직이는 게 중요해요.

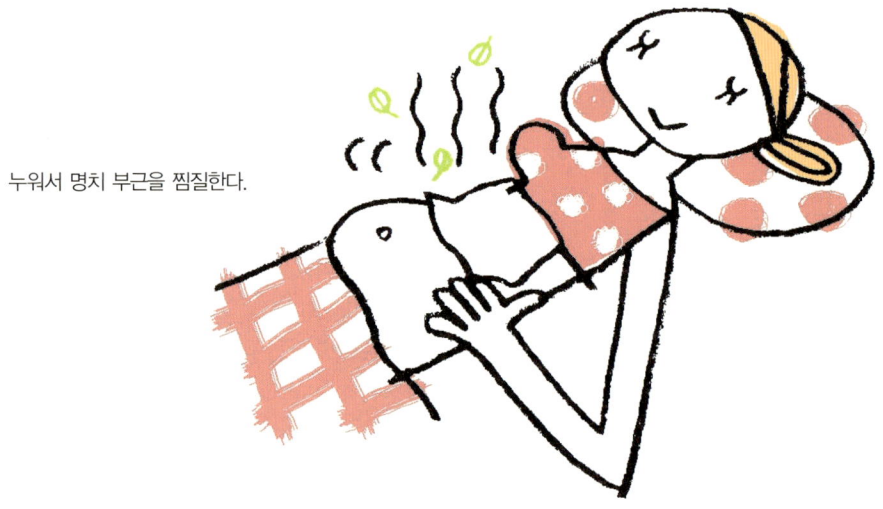

누워서 명치 부근을 찜질한다.

🌸 장 기능을 돕는 에센셜 오일로 마사지와 온찜질을 한다

소화기관에 작용하는 페퍼민트, 혈액순환을 좋게 하는 마조람이나 로즈 에센셜 오일 등 이것을 사용한 마사지나 온찜질도 변비 예방에 효과가 있어요. 아침에 일어나 식사 전에 해보면 어떨까요?

레시피 1  온찜질

따뜻하게 장 자극하기

| 페퍼민트 | 2~3방울 |

세숫대야에 담은 따뜻한 물(40~42℃)에 에센셜 오일을 떨어뜨려 수건을 담근 뒤 표면에 뜬 에센셜 오일을 걷어내듯이 수건을 건져 올려 양쪽 끝을 잡고 물기를 짭니다.(p.43 참조) 이것을 비닐봉지에 넣어 명치 부근에 올려 따뜻하게 찜질해요. 심호흡하며 코로도 에센셜 오일의 성분을 들이마셔요. 위의 근육이 편안해집니다.

레시피 2 마사지

대상: 임신 중기

페퍼민트	3방울
캐리어 오일	30cc
(스위트아몬드 오일 또는 호호바 오일)	

캐리어 오일에 에센셜 오일을 섞어 마사지 오일을 만듭니다.(p.49 참조) 이것을 손에 덜어 명치 부근을 원을 그리듯 부드럽게 문지릅니다. 절대로 세게 힘을 주지 않도록 주의하면서 심호흡하세요. 장의 움직임을 활발하게 합니다.

레시피 3  마사지

대상: 임신 후기

마조람[24]	2방울
로즈(또는 제라늄)	5방울
캐리어 오일	50cc
(스위트아몬드 오일 또는 호호바 오일)	

캐리어 오일에 2종류의 에센셜 오일을 섞어 마사지 오일을 만듭니다.(p.49 참조) 이것을 등허리나 옆구리에 발라 부드럽게 마사지해요. 허리의 잘록한 부분에서 2cm 정도 위 양쪽 견갑골 부근을 중간중간 손가락으로 살짝 힘을 줘서 눌러 장을 자극합니다.

> 임신 중기에서 후기까지의 고민

속쓰림

🌸 타는 듯한 위의 불쾌감, 트림이나 시큼한 위액을 동반할 수도 있다

속쓰림은 식도부터 위 주변에 걸쳐 타는 듯한 불쾌감이 느껴지는 것을 말해요. 트림이나 시큼한 위액이 올라와 괴로울 때도 있습니다.

임신 후기가 되면 자궁저가 명치 부근까지 올라옵니다. 그렇게 커진 자궁이 위를 들어 올리기 때문에 위가 압박을 받게 되어 음식물이 위 속에 오래 머물러서 속쓰림이 발생한다고 해요. 임신으로 호르몬이 변화하면서 위장 기능이 약해지기 쉬운 것도 또 다른 요인이 되고요.

이 시기에 일어나는 속쓰림은 임신에 따른 생리적인 현상이므로 걱정할 필요는 없습니다.

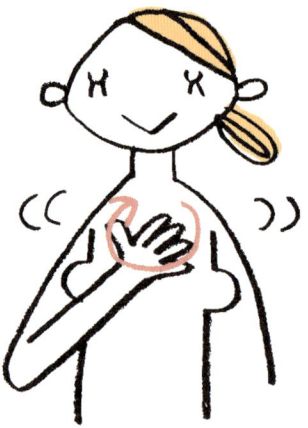

마사지 오일을 손에 덜어 가슴 주변을 부드럽게 문지른다. 천천히 깊게 호흡하며 향을 들이마셔본다.

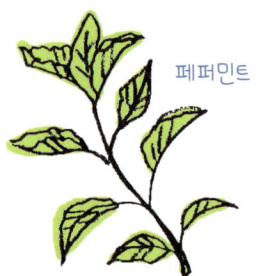

페퍼민트

페퍼민트차는 위의 더부룩함과 메스꺼움 해소에 도움이 된다.

🌸 위의 불쾌감을 가라앉히고 기분을 전환한다

속쓰림을 막으려면 소화액 분비를 촉진하는 라벤더, 위를 상쾌하게 하는 페퍼민트, 소화 균형을 잡는 작용이 있는 감귤류, 구역질 개선과 건위 작용이 있는 로즈 에센셜 오일이나 허브가 도움이 됩니다.

레시피 1 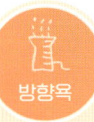 방향욕

기분 전환

페퍼민트	3방울
(또는 감귤류* 나 로즈)	

식사 전후나 위가 더부룩할 때는 아로마 램프 등을 이용해 위에 작용하는 에센셜 오일을 방에 확산시킵니다. 상쾌한 페퍼민트, 상큼한 감귤류, 달콤한 로즈 향이 불쾌한 속쓰림 증상을 완화하고 우울한 기분을 전환해줍니다.

레시피 2  허브차

위를 상쾌하게 하기

〈건조〉 페퍼민트	1작은스푼

식후에는 소화를 촉진하고 위의 더부룩함을 해소하는 효과가 있는 페퍼민트차를 마셔보세요.(p.55 참조) 이 차는 소화를 도울 뿐 아니라 진정 작용이 있어 기분도 안정시켜줍니다. 맛도 깔끔해 마신 후에는 입안이 개운해져요.

레시피 3  마사지

위 통증 완화하기

라벤더	1방울
로즈 (또는 제라늄)	1방울
캐리어 오일	10cc
(스위트아몬드 오일 또는 호호바 오일)	

캐리어 오일에 2종류의 에센셜 오일을 섞어 마사지 오일을 만듭니다.(p.49 참조) 이것을 손에 덜어 가슴 주변을 부드럽게 마사지하면서 심호흡합니다. 속쓰림으로 잠을 제대로 못 잘 때도 하면 좋습니다.

* 레시피 속 감귤류는 그레이프프루트, 스위트오렌지, 베르가모트, 만다린, 레몬 에센셜 오일 5종류 중 원하는 걸로 선택하세요.

임신 중기에서 후기까지의 고민

부종

🌸 눌린 자국이 오래 남으며
원래대로 잘 안 돌아가는 상태

여태 착용해왔던 반지나 신던 신발이 꽉 끼거나 양말 자국이 잘 사라지지 않는다면 그건 부종의 신호입니다. 손이나 발, 팔다리를 손가락으로 눌렀을 때 움푹 들어간 자국이 남아 있다면 부종이 생겼다고 말할 수 있어요.

부종은 몸의 피하 조직이나 체내 세포에 여분의 수분(혹은 림프액)이 고인 상태를 말해요. 임신 중에는 혈중의 수분이 증가합니다. 게다가 커진 자궁이 혈관을 압박하기 때문에 손발 등 말단으로 흘렀던 혈액이 심장으로 되돌아가기 어려워져서 부종을 일으키기도 쉬워지지요. 대부분의 경우, 걱정할 필요는 없으나 임신중독증의 초기 증상인 경우도 있습니다.

칼로리를 제한하여 임신중독증을 예방한다

임신 후기에 들어가면 10명 중 1명은 고혈압, 단백뇨, 손발 부종 등 임신중독증의 징후가 나타납니다. 중증이 되면 태아의 발육이 나빠지거나 태반이 빨리 떨어지는 등 산모에게 후유증을 남길 수도 있어요. 임신중독증은 예방이 중요합니다. 태아의 건강을 지키는 의미에서도 급격한 체중 증가를 피하도록 균형 잡힌 식사와 적절한 운동, 충분한 휴식을 취하세요. 특히 식사는 염분 제한, 고단백, 저지방식으로 칼로리를 확실하게 제한합니다. 면류나 국물, 절임처럼 염분이 많아 비교적 영양학적 가치가 낮은 제품이나 통조림, 햄, 치즈 같은 동물성 단백질을 함유한 가공식품을 줄이고, 담백한 맛에 입맛을 들이세요.

❁ 체내에 고인 수분을 에센셜 오일의 힘으로 원활하게 제거한다

손발의 부종이 걱정될 때는 혈관을 수축해 체액의 균형을 유지하는 사이프러스, 뛰어난 이뇨 작용과 해독 작용을 지닌 주니퍼, 혈액 순환을 좋게 하는 레몬 에센셜 오일을 사용해 마사지하면 효과가 좋아요.

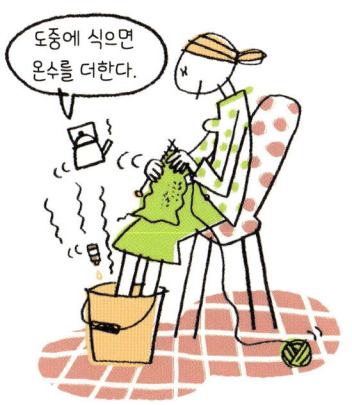

레시피 1
마사지 족욕

대상: 임신 5개월까지

사이프러스	2방울
레몬	2방울
캐리어 오일	20cc

(스위트아몬드 오일 또는 호호바 오일)

캐리어 오일에 2종류의 에센셜 오일을 추가해 마사지 오일을 만들어 마사지합니다.(p.49 참조) 선택한 에센셜 오일을 2~3방울, 뜨거운 물(42~44℃)에 떨어뜨려 족욕을 하는 것도 좋아요.

레시피 2
마사지 족욕

대상: 임신 6개월 이후

사이프러스	1방울
주니퍼 [25]	1방울
레몬 [26]	2방울
캐리어 오일	20cc

(스위트아몬드 오일 또는 호호바 오일)

캐리어 오일에 3종류의 에센셜 오일을 추가해 마사지 오일을 만들어 마사지합니다.(p.49 참조) 3종류 중 1종류의 에센셜 오일을 2~3방울, 뜨거운 물(42~44℃)에 떨어뜨려 족욕을 하는 방법도 있어요.

> 임신 중기에서 후기까지의 고민

요통·배통

❋ 자세가 바뀌면서 일어나는 통증, 몸을 따뜻하게 해서 예방한다

배가 커지면 몸이 균형을 잡으면서 허리와 등 근육에 부담이 가는 자세가 되지요. 따라서 요통이나 배통을 일으키기 쉬워집니다. 또한 아기가 원활하게 산도를 통과할 수 있도록 골반 관절과 인대가 서서히 느슨해지는 것도 통증을 일으키는 원인입니다.

요통과 배통을 예방하려면 평소 몸을 차게 하지 않도록 주의하고, 샤워가 아닌 목욕으로 몸을 자주 따뜻하게 해주는 습관을 지니는 것이 중요합니다. 복대나 임산부용 거들로 허리를 받치거나 순산 체조와 수영 등으로 적당히 몸을 움직이는 것도 좋은 방법이에요.

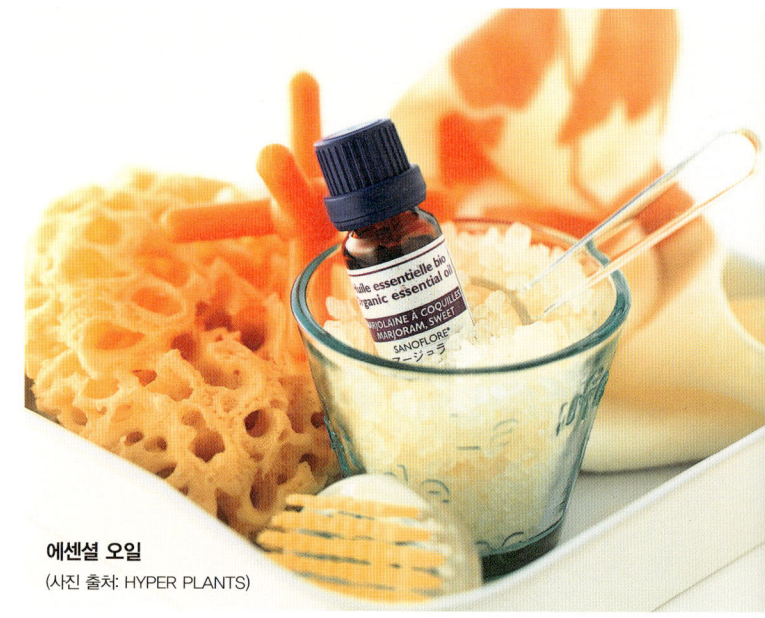

에센셜 오일
(사진 출처: HYPER PLANTS)

혈액순환 촉진, 통증 완화를 해주는 에센셜 오일로 목욕과 마사지를 한다

요통과 배통으로 인한 고민에는 혈액순환을 좋게 하는 주니퍼, 근육 결림을 풀어주는 마조람과 로즈메리 캠퍼, 통증을 완화하는 로만 캐모마일 에센셜 오일을 사용한 마사지와 목욕이 효과적입니다.

레시피 1  목욕
매일의 습관으로 하기

주니퍼, 마조람, 로즈메리 캠퍼, 로만 캐모마일 중 2~3종류 ········ 5방울

위의 에센셜 오일 중 2~3종류를 선택해 욕조에 떨어뜨려 목욕합니다. 가능하면 따뜻한 물(40~42℃)로 시간을 들여 천천히 몸을 따뜻하게 데우세요. 혈액순환을 촉진하고 근육 결림을 풀어줍니다.

레시피 2  마사지
근육통으로 괴로울 때

마조람 ········ 1방울
로즈메리 캠퍼 ········ 1방울
캐리어 오일 ········ 10cc
(스위트아몬드 오일 또는 호호바 오일)

근육 결림을 풀어주는 2종류의 에센셜 오일을 캐리어 오일에 섞어 마사지 오일을 만듭니다.(p.49 참조) 이것을 사용해 무겁고 나른하게 느껴지는 허리와 등을 배우자가 부드럽게 마사지해주면 좋습니다.

레시피 3 마사지
강한 통증으로 힘들 때

라벤더 ········ 1방울
로만 캐모마일 ········ 1방울
캐리어 오일 ········ 10cc
(스위트아몬드 오일 또는 호호바 오일)

통증을 완화하는 작용이 있는 2종류의 에센셜 오일을 캐리어 오일에 섞어 마사지 오일을 만듭니다.(p.49 참조) 이것을 사용해 통증 부위를 배우자가 부드럽게 마사지해줍니다.

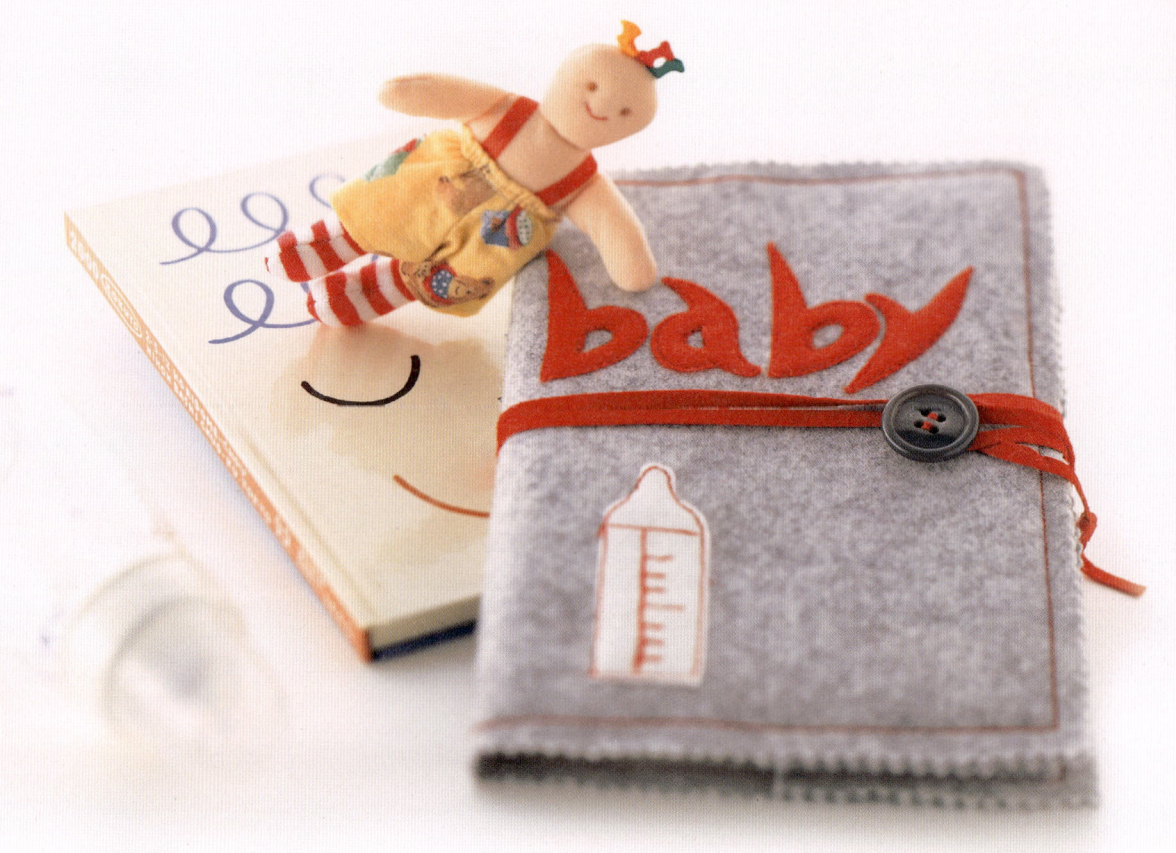

봉제인형
(사진 출처: C'est mieux)

○ 이제 아기의 탄생이 임박했습니다.

분만을 처음 경험하는 임산부는 앞으로 시작될 진통과 파수 등을 생각하면

불안으로 가슴이 두근거리겠지요.

출산 경험이 있어도 진통을 생각하면 긴장이 될 겁니다.

에센셜 오일 중에는 출산을 촉진하거나 진통 작용이 있는 것,

릴랙스 효과나 기운을 내는 힘이 되는 제품이 있습니다.

아로마테라피를 잘 이용해 마음을 차분히 하고,

괴로운 진통을 조금이라도 편하게 해 출산을 이겨내도록 합시다.

예정일이 다가오면 되도록 담당의와 상의해 아로마테라피도 준비를 해두세요.

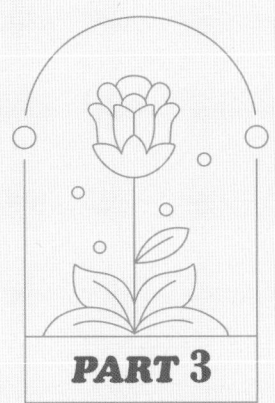

출산 시기의
아로마테라피

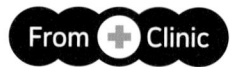

출산 시의 몸과 마음

미지에 대한 불안에 지배될 때, 심신 준비와 가족의 지지가 내 편이 된다

출산은 긴 임신기를 견뎌온 부부, 특히 아기를 낳는 임산부 당사자에게는 새로운 역할의 시작이라기보다 오히려 임신기의 끝 단계로 여겨지기 쉽습니다. 그러나 겨우 도달했다는 안도의 마음과는 거리가 멀고, 아이를 갖는다는 결정적 순간에 육체적으로도 정신적으로도 큰 불안과 통증을 강요받는 경우가 더 많아 보입니다.

출산이 시작되기 직전이 되면 잘할 수 있을까, 순산할 수 있을까, 이런저런 준비 부족이나 자신감 부족에서 비롯한 불안감을 가질 수 있습니다. 그리고 진통이 시작되면 금세 기쁜 기대로 차오르는 한편, 예상대로 되지 않는 진행 과정과 생각보다도 진통이 고통스럽다는 극심한 현실에 불안해집니다. 그래서 수동적으로 인내심을 강요당하고 전적으로 복종할 수밖에 없는 이런 상황을 참지 못해 의사나 주변 사람들의 조언에 귀를 기울이지 않거나, 진통을 무시한 채 흥분해서 언성을 높이는 임산부도 있어요. 이는 공포에 대한 초보적인 반응이라 할 수 있습니다.

임산부에 따라서는 제왕절개 수술을 하거나, 회음부를 자르는 등 통증을 수반하는 과정을 거쳐 마침내 아기와 만납니다. 기쁨으로 가득 찬 순간이지만, 생각만큼 아기가 귀엽지 않다는 감상과 함께 앞으로의 육아에 대한 불안감을 가지는 임산부도 있고요.

출산 시에 이런 임산부의 몸과 마음의 변화를 잘 알고서 주변 사람들이 임산부를 지지해주는 일은 매우 중요합니다. 또한 아이를 낳는 당사자도 이와 같은 심신의 변화가 있다는 사실을 미리 숙지한 다음에 출산 때 가능한 한 불안감에 빠지지 않고 편안하게 해

나갈 수 있도록 마음의 준비를
해두어야겠지요. 이는 자신에게
맞는 산부인과 선택부터 시작해, 산
모교실 등에 참석하고 임산부 수영을 하
며 몸을 단련해두는 등 자신이 필요하다고 생각되는
일을 찾아다니면서 구할 수밖에 없습니다.

그 과정에서 이상적으로 여기는 출산이란 어떤 것인지, 이를테면 출산 시에는 배우자가 함께 있어줬으면 좋겠다, 가족적인 분위기에서 아기를 낳고 싶다, 태어난 아기를 바로 품에 안고 싶다 등과 같이, 출산에 대한 자신의 생각이나 기대를 탐색하며 이상적인 형태에 조금이라도 가까워질 수 있도록 노력하고 준비해두는 것이 필요하지 않을까요? 이와 동시에 아기를 맞이하는 마음의 준비에 관해 배우자와 가족들과도 이야기를 나누고, 배 속의 아기에게 말을 걸면서 차근차근 준비해나가는 자세가 중요할 거예요.

출산 시기에 사용할 수 있는 에센셜 오일에 관해

출산 때는 임신 중에 사용해서는 안 되는 자극이 강한 에센셜 오일이 오히려 도움이 됩니다. 통경, 자궁 수축 작용이 있는 페놀류나 페놀에테르류, 케톤류를 함유한 에센셜 오일이 이에 해당됩니다.(p.18~21 참조) 이런 에센셜 오일은 진통을 완화하면서 출산을 원만하게 진행하는 작용을 하지요. 마사지 오일과 더불어 피부에 직접 사용해도 사용 시간은 짧은 시간이므로 배 속의 아기에게 미치는 영향은 없습니다.

출산 시 사용할 수 있는 에센셜 오일 — 클로브, 재스민, 세이지, 타임, 네롤리, 바질, 펜넬, 레몬그라스

출산 시 고민을
해소하기 위한

레시피 모음

R E C I P E

진통을 덜어주고 긴장을 풀어주는 등 출산 시 몸과 마음의 증상에 효과적인 에센셜 오일과 허브를 사용한 레시피를 소개합니다. 출산이 시작되기 전에 준비해두면 상당한 도움이 됩니다.

출산 시기의 고민

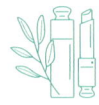

긴장

 **통증을 상상만 해도 패닉에 빠진다면,
순산을 위해서는 마음을 편안하게 한다**

출산일이 가까워져 주변으로부터 "이제 곧이네" 하는 소리를 들을 무렵이 되면, 아기와의 만남에 설레기도 하고 출산에 대한 불안으로 떨리기도 합니다.

특히 첫 임신일 경우에는 막상 출산 시기가 되면 불안이 높아지고, 일부는 공포심으로 패닉에 빠지는 사람도 있습니다. 패닉에 빠질 만큼 긴장하게 되면, 몸에 힘이 들어가 통증을 강하게 느끼거나 출산 시간에 영향을 미치기도 해요. 엄마의 몸에도, 아기의 몸에도 결코 좋은 일은 아니지요.

순산을 위해 가장 중요한 것은 엄마가 편안한 마음을 취하는 것입니다.

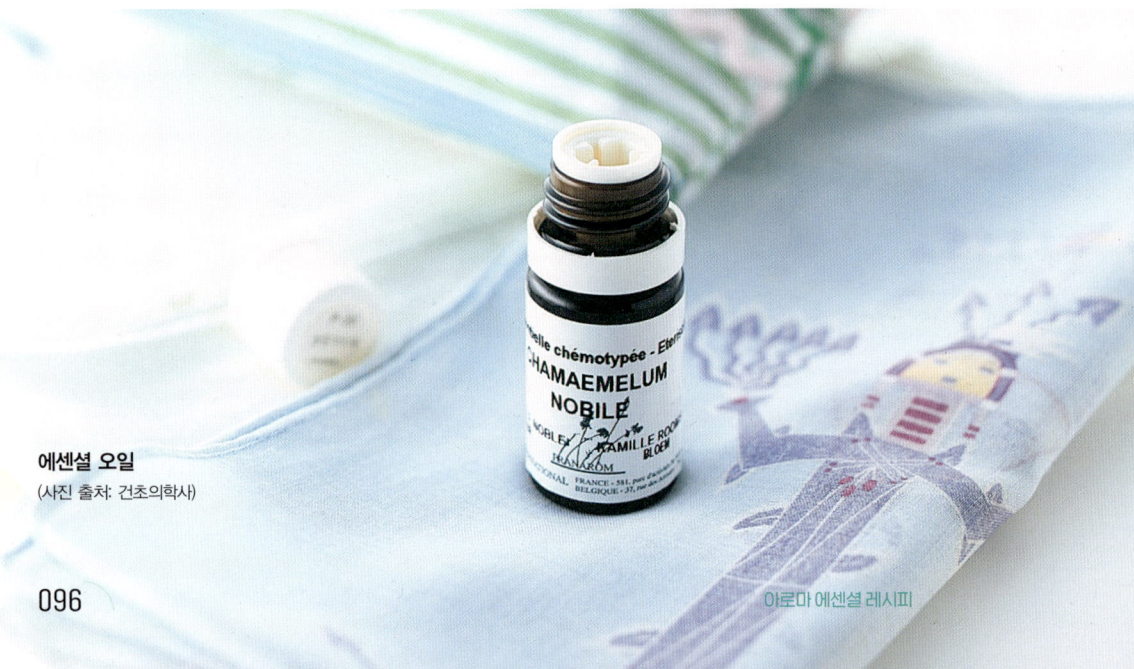

에센셜 오일
(사진 출처: 건초의학사)

릴랙스 효과가 있는 에센셜 오일과 출산을 원활하게 이끌 차를 준비한다

긴장하기 쉽고 패닉에 잘 빠지는 사람은 출산 전에 자신이 릴랙스할 수 있는 방법을 준비해두세요. 공포심이나 불안감을 줄이는 라벤더와 로만 캐모마일 에센셜 오일이나 라즈베리잎차가 도움이 됩니다.

레시피 1

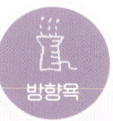
방향욕

손수건이나 휴지로 향기 맡기

라벤더	1방울
로만 캐모마일	1방울

손수건이나 휴지에 2종류의 에센셜 오일을 떨어뜨립니다. 이것을 머리맡에 두고 천천히 심호흡합니다. 로만 캐모마일의 과일 향과 라벤더의 또렷한 향이 마음을 진정시켜줄 거예요.

레시피 2

온찜질

수건과 뜨거운 물로 찜질하기

라벤더	3방울

세숫대야에 담은 뜨거운 물(42~44℃)에 에센셜 오일을 떨어뜨려 수건을 담그고, 표면에 뜬 에센셜 오일을 걷어내듯이 수건을 건져 올려 양쪽 끝을 잡고 물기를 짭니다.(p.43 참조) 이것을 얼굴에 대고 천천히 심호흡합니다. 라벤더의 시원한 향을 들이마시면 점차 불안과 긴장이 풀립니다.

레시피 3

허브차

차 마시기

〈건조〉 라즈베리잎	1작은스푼

은은하고 달콤한 향의 라즈베리잎차를 마셔보세요.(p.55 참조) 라즈베리잎차는 출산 준비를 위한 차로 잘 알려져 있어요. 자궁을 튼튼하게 하고 수축을 돕는 기능이 있어 출산이 원활하게 진행되도록 돕습니다. 더욱이 짜증스러운 기분을 진정시키고 마음을 온화하게 유지하게 해주지요.

출산 시기의 고민

진통

 고통의 파도에 맞춰 통증을 피하면서 편안하게 이겨낸다

출산 시에 아기는 좁은 산도를 통해 세상에 나옵니다. 이 때문에 엄마의 몸은 자궁을 수축시키고 자궁 경부를 넓히지요. 이때의 통증이 진통입니다.

진통은 왔다 싶으면 잠시 멀어지며 짧은 휴식이 찾아옵니다. 이 통증의 파도를 이겨내면 비로소 아기와 만날 수 있습니다. 진통이 있는 동안 아기도 밖으로 나오려고 애쓰고 있어요. 이 사실을 잊지 말고 조금만 더 힘내주세요.

통증의 파도를 잘 이겨내려면, 파도가 높을 때(통증이 강할 때)는 통증을 편하게 하는 방법을 취하고, 파도가 낮아졌을 때는 마음을 편안하게 쉬어줍니다.

배우자는 산모를 쓰다듬고 격려한다

통증을 느끼는 데는 심리적인 요소가 크게 관여해요. 그래서 선입견이나 과거의 출산 경험이 두려움을 불러일으키지요. 좋아하는 에센셜 오일의 향을 맡으면서 복식 호흡으로 통증을 토해내는 이미지트레이닝을 반복하며 릴랙스 요령을 익히면 도움이 됩니다. 이때 배우자는 그저 옆에 있어주는 것만으로도 큰 의지가 되지요. 다만 불안한 표정은 금물이에요. 손을 잡아주거나 아픈 부위를 쓰다듬어주면 산모에게 더욱 안정감을 가져다줄 수 있어요. 진통 중에 말을 걸어 격려하거나 틈틈이

소소한 이야기로 기분을 달랩니다. 거기에 아로마테라피나 허브차를 잘 이용하면 후각과 미각까지 사용해 복합적인 형태로 다양한 지원을 해줄 수 있겠지요.

에센셜 오일을 사용한 마사지로 괴로운 통증을 달랜다

출산 시에는 분만 촉진 효과가 있는 클라리세이지 에센셜 오일이 큰 도움이 됩니다. 여기에 분만을 촉진하는 주니퍼, 기분을 밝게 하는 팔마로사, 통증을 완화하는 로즈와 일랑일랑 에센셜 오일을 더해 마사지해줍니다.

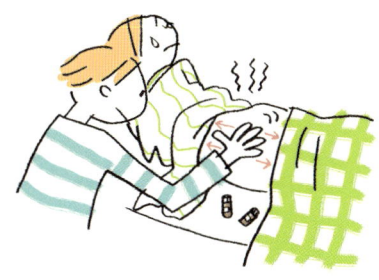

진통이 시작되면 배우자와 가족에게 마사지를 받는다. 마사지 오일을 손에 덜어 진통의 파도가 강해지기 시작하면 엉덩이에서 허리를 지나 등까지 부드럽게, 때로는 세게 어루만진다. 어느 부위를 어떤 강도로 하면 통증이 편해지는지는 마사지를 받으면서 배우자에게 전하면 된다.

레시피 1  마사지

출산이 순조롭게 진행되도록 돕기

클라리세이지	3방울
주니퍼	3방울
팔마로사[27]	4방울
캐리어 오일	50cc
(스위트아몬드 오일 또는 호호바 오일)	

진통이 시작되었을 때 사용하는 마사지 오일을 만듭니다.(p.49 참조) 손에 덜어 하복부와 허리, 손과 발을 마사지합니다. 출산이 진행되면서 긍정적인 마음이 들게끔 작용하지요.

레시피 2  마사지

통증이 강할 때

일랑일랑	1방울
클라리세이지	2방울
로즈(또는 제라늄)	1방울
캐리어 오일	10cc
(스위트아몬드 오일 또는 호호바 오일)	

진통이 심해질 때 사용하는 마사지 오일을 만듭니다.(p.49 참조) 손에 덜어 진통이 강한 하복부와 허리, 손과 발을 마사지합니다. 괴로운 고통을 완화하도록 작용하지요.

출산 시기의 고민

미약 진통

 **진통의 강도가 세지지 않고 출산이 길어져서
걱정으로 떨리고 짜증 날 때**

다태 임신인 경우나 아기가 클 경우, 또는 자궁 근종이 있는 경우에는 진통이 좀처럼 세지지 않는 경우가 있습니다. 또한 골반이 좁고 산도가 단단하며 아기의 위치에 이상이 있는 문제가 요인이 되어 자궁이 피로해서 도중에 진통이 약해지는 일도 있어요. 이처럼 진통이 시작되어도 강도가 세지지 않고 약한 채로 지속되거나, 강한 진통이 왔다가 도중에 약해지는 상태를 미약 진통이라고 합니다.

미약 진통이 되면 출산이 길어져서 산모의 심신이 모두 지치게 되지요. 아기의 상태에 따라 진통 촉진제를 맞는 등 필요한 조치를 취할 수 있습니다.

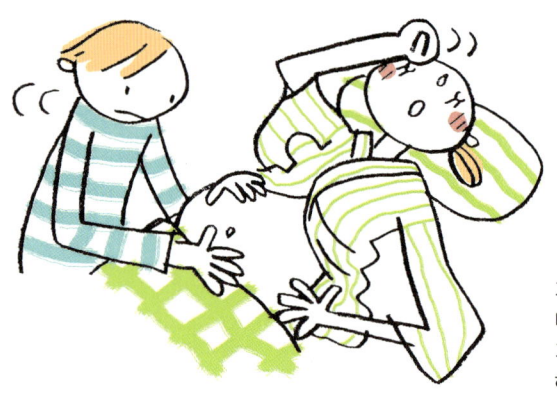

가능하다면 배우자에게 마사지를 받는다. 엄마와 아기에게 "조금만 더 힘내, 기쁜 마음으로 기다리고 있어"라는 말을 해주며 부드럽게 마사지한다.

자궁 수축을 돕는 에센셜 오일을 사용한 마사지로 분만을 촉진한다

임신 중 사용해서는 안 되는 자궁 수축 효과가 있는 에센셜 오일이 분만 시에는 활약할 수 있어요. 클로브나 재스민, 제라늄 에센셜 오일을 사용하여 마사지하세요. 또한 방향욕과 족욕으로 마음을 편안하게 할 수 있어요.

레시피 1  마사지

진통 촉진하기

클로브 [28]	1방울
재스민 [29]	1방울
제라늄	2방울
캐리어 오일	20cc

(스위트아몬드 오일 또는 호호바 오일)

캐리어 오일에 3종류의 에센셜 오일을 추가해 마사지 오일을 만듭니다.(p.49 참조) 이것을 손에 덜어 허리와 등, 배를 어루만지며 마사지합니다. 클로브에는 국소적인 통증 완화 효과도 있습니다.

레시피 2  족욕

릴랙스 효과

라벤더	1방울
클라리세이지	2방울

뜨거운 물(42~44℃)을 담은 세숫대야에 2종류의 에센셜 오일을 떨어뜨려 양발을 5~10분 담급니다. 발이 따뜻해지면 통증이 완화되므로 냉증이 있는 분에게는 특히 추천해요. 심호흡하면서 에센셜 오일 성분을 코로도 마셔보세요. 초조한 마음을 진정시켜줘요.

레시피 3  온찜질

정신적인 피로 완화하기

페퍼민트	1방울

(또는 클로브)

세숫대야에 담은 차가운 물에 에센셜 오일을 떨어뜨린 뒤 수건을 담급니다. 표면에 뜬 에센셜 오일을 걷어내듯이 수건을 건져 올려 양쪽 끝을 잡고 물기를 짭니다.(p.43 참조) 이것을 얼굴에 대고 천천히 심호흡해요. 길어지는 출산으로 지친 몸과 마음에 산뜻한 향이 기운을 북돋아줍니다.

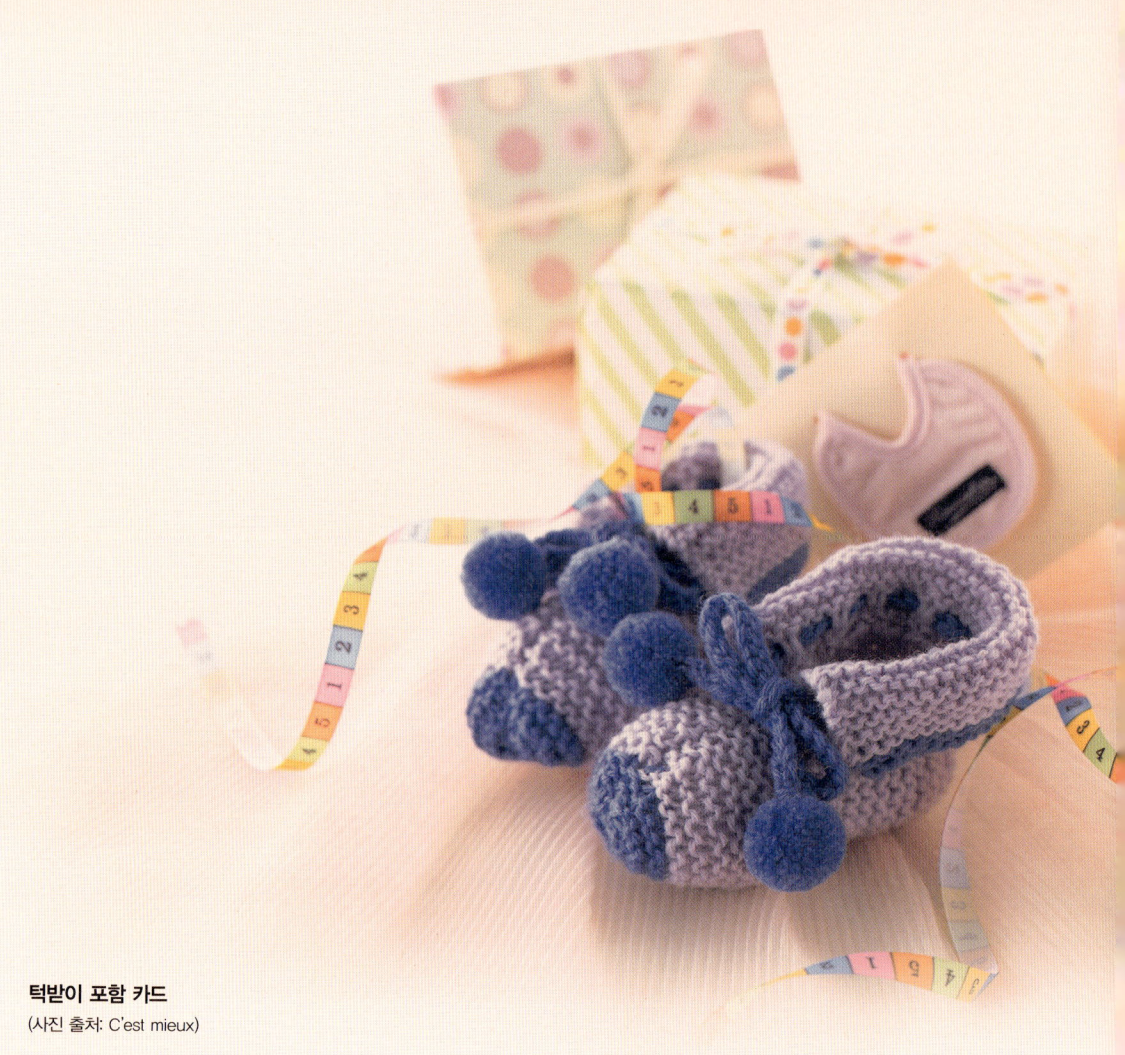

턱받이 포함 카드
(사진 출처: C'est mieux)

○ 많은 에너지를 사용해 출산을 끝낸 뒤에는 몸에 충분한 휴식을 주세요.

가능하면 가족과 주변 사람들의 도움을 받으며 무리하지 않는 것이 아주 중요해요.

자궁과 회음부 통증 같은 불편한 증상이 있거나 우울한 기분이 들어 가라앉을 때는

조금이라도 증상이 가벼워지도록 의사와 상의하고 아로마테라피를 해보세요.

엄마가 건강하고 밝게 있어주는 것이 아기에게도 분명히 기쁜 일이니까요.

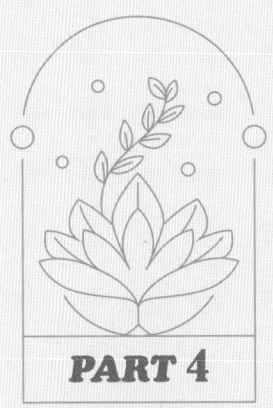

PART 4

출산 이후의
아로마테라피

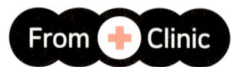

출산 후의 몸과 마음

불안과 고통을 이겨내고, 큰 기쁨을 느끼며 아기와 함께 엄마는 자란다

출산을 마친 산모들은 대략 3단계를 거쳐 심리적으로도 사회적으로도 엄마가 되어 갑니다.

먼저 출산 직후의 1~2일, 이때는 자신이 출산했다는 것을 실감하려는 강한 욕구가 있어서 출산 과정을 상세히 알려고 하지요. 그리고 가만히 아기를 보는 것에 만족하지 않고 아기를 만져보고 손가락을 세어보고, 그러다가 자신도 모르게 자연스레 안아버리는 일도 있지요. 이 역시 출산 체험을 확인하는 작업의 하나로, 이 시기를 '수용기'로 부릅니다. 한편 산모 자신에게 필요한 기초적인 셀프 케어에 정성을 쏟으며, 아이를 돌보는 일에는 아직 의존적이고 결단력이 없기 때문에 책임감이 없는 모습을 보이기도 해요. 이 시기에는 엄마가 출산을 긍정적으로 받아들일 수 있도록 주변 사람들이 엄마의 이야기를 잘 들어주는 자세가 필요하지요.

이어서 10일 정도는 엄마가 독립과 자립을 위해 노력하는 시기라고 할 수 있어요. 다만 그러기 위해서는 모유가 나오든 나오지 않든 수유 시작 시기를 잘 극복하고, 몸의 회복이 순조롭고, 고통 없이 자신의 신체 기능을 조절할 수 있어야 하겠지요. 이 시기는 생각대로 나오지 않는 또한 젖에 악전고투하고, 아기 트림을 못 시켜서 절쩔매거나 안는 방법이 미숙하기도 해요. 비록 사소한 일이라도 엄마 자격 실격을 선고받은 것처럼 깊은 절망에 내몰리기도 하고, 반대로 능숙하게 해냈을 때 엄청난 기쁨과 안도감을 느끼기도 하지요. 산후우울증이라고 하는 우울한 감정을 맛보는 것도 이 시기입니다. 이 우울

함은 일부는 호르몬과 관계 있고, 일부는 엄마가 되기 위한 마음의 조절로 여겨지는데, 피로하면 증상이 악화되기 쉬운 경향이 있습니다. 엄마는 점차 아기가 무엇을 필요로 하는지를 스스로 생각하고 판단을 내리며, 그 판단이 옳았다는 것이 증명되는 반복 과정을 거치면서 숙련되어가고, 또 자신감을 키워나가지요.

그리고 마침내 엄마로서의 기능이 확립되고, 아기가 자신과는 분리된 별개의 존재임을 받아들이면서 자신이 평생 아이를 돌보는 입장이라는 것을 확실히 자각하는 단계에 이릅니다.

본인은 물론이고 배우자나 주변 사람들이 이처럼 산모의 출산 후 심신 상태를 인식하면서 육아의 첫걸음을 돕는 자세가 중요합니다.

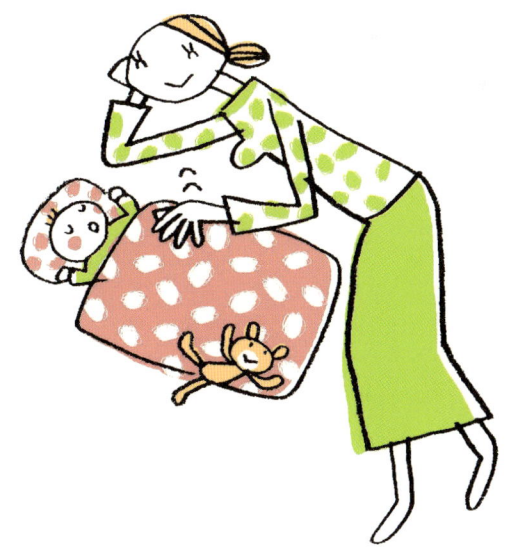

출산 후 사용하는 에센셜 오일에 관해

출산 후에는 호르몬의 균형이 크게 바뀌고 모유 수유도 해야 하므로, 임신 중과 마찬가지로 신경독성이 있는 에센셜 오일의 사용은 피하는 게 좋습니다. 또 피부 자극이나 통경 작용이 있는 에센셜 오일은 사용법과 사용량에 주의해야 하지요. 특히 희석한 에센셜 오일을 젖꼭지나 유방에 사용할 때는 수유 후에 사용하며, 그 이후 수유할 때는 젖은 수건으로 가볍게 닦아내고 수유하면 됩니다.

출산 후 사용해서는 안 되는 에센셜 오일
-단, 방향욕에는 사용 가능 (주로 통경, 호르몬 작용이 있는 것)

아니스, 안젤리카, 오레가노 캠퍼, 당근씨, 클로브, 시나몬, 재스민, 스파이크 라벤더, 세이지, 타임 티몰, 타라곤, 바질, 펜넬, 라반딘, 라벤더 슈퍼, 레몬그라스, 레몬 유칼립투스

출산 후 사용할 수 있는 에센셜 오일

일랑일랑, 클라리세이지, 그레이프프루트, 사이프러스, 샌들우드, 저먼 캐모마일, 주니퍼, 라벤더, 스위트오렌지, 제라늄, 타임 투자놀, 티트리, 니아울리, 네롤리, 파인, 파촐리, 팔마로사, 비타오렌지, 프랑킨센스, 페퍼민트, 헬리크리섬, 마조람, 만다린, 유칼립투스 글로불루스, 유칼립투스 라디아타, 레몬, 로즈, 로즈우드, 로즈메리 캠퍼, 로만 캐모마일

출산 후 고민을
해소하기 위한
레시피 모음

R E C I P E

출산 후는 심신의 피로와 육아 피로, 호르몬 균형의 영향으로 여기저기 통증을 느끼거나, 몸 상태가 바뀌고 마음이 불안정해지기 쉬운 시기입니다. 기분 좋은 향을 사용해 심신을 편하게 해주는 레시피를 소개합니다.

출산 후 고민

후진통

🌿 자궁이 원래대로 돌아올 때와 수유할 때 강하게 느끼는 통증

출산 후의 자궁은 원래의 크기로 돌아가고자 급격하게 수축을 시작합니다. 이때 하복부에 느끼는 진통과 비슷한 통증을 후진통이라고 하지요.

아기에게 모유를 먹일 때 자궁을 수축시키는 작용을 하는 호르몬이 분비되기 때문에, 수유기에는 특히 통증을 강하게 느끼기도 해요. 또한 초산부보다도 경산부가 통증을 강하게 느끼는 것 같습니다.

후진통을 가능한 한 느끼지 않으려면 편안하게 심신 안정을 취하는 것이 중요합니다. 출산 후에는 주변 사람들의 도움도 받으며 느긋한 마음으로 보내세요. 단, 통증으로 괴로울 때는 서둘러 의사와 상의하세요.

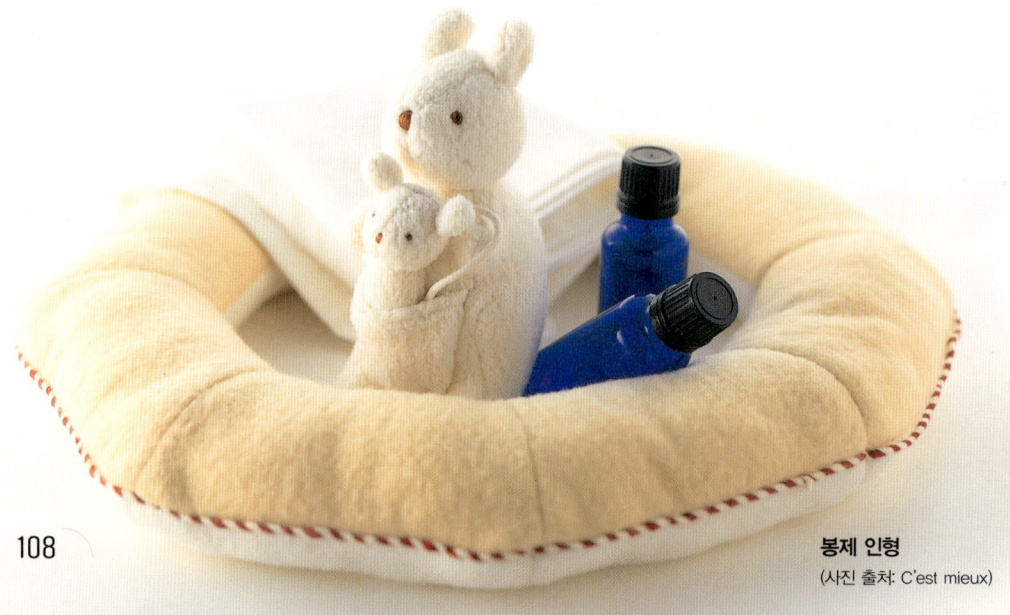

봉제 인형
(사진 출처: C'est mieux)

🌿 통증 완화 효과가 있는 에센셜 오일로 찜질과 마사지를 한다

후진통을 완화하는 방법 중 하나로, 자궁 수축을 방해하지 않고 통증만 제거하는 에센셜 오일을 사용한 찜질과 마사지가 있습니다. 단, 이 방법을 이용할 때는 사전에 반드시 의사와 상의하세요.

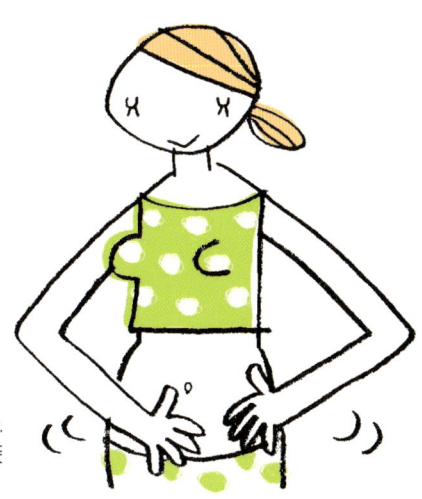

심호흡하면서 통증이 있는 부위를 마사지한다. 하복부가 차가우면 고통을 쉽게 느끼므로 따뜻한 속옷이나 양말을 착용하는 것도 잊지 말자.

레시피 1 — 온찜질

통증 완화하기

재스민	1방울
클로브	2방울

세숫대야에 담은 뜨거운 물(42~44℃)에 2종류의 에센셜 오일을 떨어뜨린 뒤 수건을 담급니다. 표면에 뜬 에센셜 오일을 걷어내듯이 수건을 건져 올려 양쪽 끝을 잡고 물기를 짭니다.(p.43 참조) 이것을 비닐봉지에 넣어 자궁 부근에 올리세요. 진통 효과가 있는 에센셜 오일의 작용으로 통증이 완화될 수 있어요.

레시피 2 — 마사지

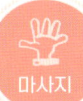

호르몬 균형 조절하기

일랑일랑	1방울
클라리세이지	2방울
제라늄	1방울
캐리어 오일	10cc

(스위트아몬드 오일 또는 호호바 오일)

캐리어 오일에 3종류의 에센셜 오일을 추가해 마사지 오일을 만듭니다.(p.49 참조) 이것을 손에 덜어 고통이 강한 자궁 부근을 마사지합니다. 호르몬의 균형을 조절해 고통을 완화하고 안정시키는 역할을 해줘요.

출산 후 고민

회음부 통증

🌿 **완치될 때까지는 청결에 유의한다**

레시피 1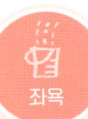
좌욕

욕조 및 대야 사용

사이프러스	2방울
라벤더	2방울
티트리	2방울

욕조나 대야에 따뜻한 물(40~42℃)을 담습니다. 진통 효과와 감염 예방 효능이 있는 에센셜 오일을 떨어뜨려 잘 섞은 다음 15분간 앉아 있습니다. 통증이 가라앉을 때까지 매일 지속하면 좋아요.

회음부란 질의 출구와 항문 사이의 부분을 말해요. 이곳의 피부가 잘 이완되지 않거나 아기의 머리가 크거나 하면, 출산 때 찢어지거나 상처를 입을 수 있어요. 그래서 출산 시에는 찢어지기 전에 가위로 절개하는 경우도 있고요. 두 경우 모두 분만 후에 상처는 바로 봉합하며 퇴원 전에 실밥을 제거합니다.* 출산 후 일주일 정도면 고통은 진정되는데, 상처가 나을 때까지는 청결에 유의하는 게 좋아요.

좌욕을 할 수 없을 때는 찜질을 이용한다. 폴리에틸렌 보존 용기에 뜨거운 물(42~44℃)을 담아 위의 레시피 1에 나온 3종류의 에센셜 오일을 떨어뜨린 뒤 깨끗한 솜을 수십 장(1일분) 담가둔다. 사용할 때는 물 표면에 뜬 에센셜 오일을 걷어내듯이 건져 올려 물기를 제거한 뒤 상처 부위에 잠시 올려둔다.

* 녹는 실을 사용했을 때는 실밥을 제거하지 않는다.

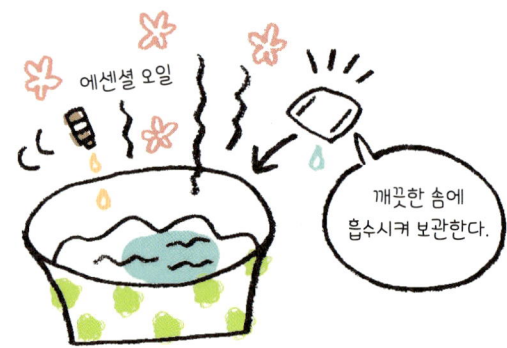

에센셜 오일

깨끗한 솜에 흡수시켜 보관한다.

아로마 에센셜 레시피

> 출산 후 고민

젖몸살

🌿 통증이 있는 가슴은 잠시 휴식을 취하도록 한다

아기에게 수유를 계속하다보면 처음에는 딱딱했던 젖꼭지가 서서히 부드럽게 잘 늘어납니다. 단, 그 기간에 붉어지고 따끔거리거나 갈라지는 등 괴로운 상태가 될 수 있지요.

젖꼭지가 아플 때는 통증이 있는 쪽의 수유는 잠시 쉬며 유축만 해두고, 다른 한쪽으로 수유합니다.

레시피 1 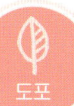 도포

오일 사용하기

로즈	1방울
(또는 라벤더나 티트리)	
캐리어 오일	20cc
(스위트아몬드 오일 또는 호호바 오일)	

캐리어 오일에 에센셜 오일을 더해 잘 섞어, 통증과 염증을 억제하고 피부 성장을 촉진하는 효과가 있는 오일을 만듭니다. 이것을 젖꼭지에 바릅니다. 수유 전에는 젖은 수건으로 반드시 닦아냅니다.

레시피 2  도포

크림 사용하기

라벤더	1방울
티트리	1방울
밀랍	3g
호호바 오일	7cc

밀랍과 호호바 오일을 함께 녹인 뒤 2종류의 에센셜 오일을 추가해, 염증을 억제하고 피부 성장을 촉진하는 크림을 만듭니다.(p.45 참조) 이것을 손가락으로 덜어내 젖꼭지에 바릅니다. 수유 전에 젖은 수건으로 반드시 닦아냅니다.

출산 후 고민

건초염이나 어깨결림 등
손목부터 어깨까지 각종 통증 관리법

🌿 익숙지 않은 육아로 지친 손목과 어깨, 엄마의 몸은 휴식이 필요하다

아기의 리듬에 맞춰 밤중에도 자고 깨기를 반복하고, 안아주고 젖을 물리고, 기저귀를 갈고 목욕을 시키고……. 엄마는 하루 내내 아기를 돌보느라 정신이 없습니다. 아직 아기를 안는 것에도 익숙하지 않아 자신도 깨닫지 못하는 사이에 손목이나 어깨에도 피로가 뭉칩니다. 심해지면 손목의 엄지손가락 쪽 관절과 근육을 손상시키는 건초염이나 목덜미에서 어깨, 등에 걸친 근육통 때문에 괴로울 때도 있지요.

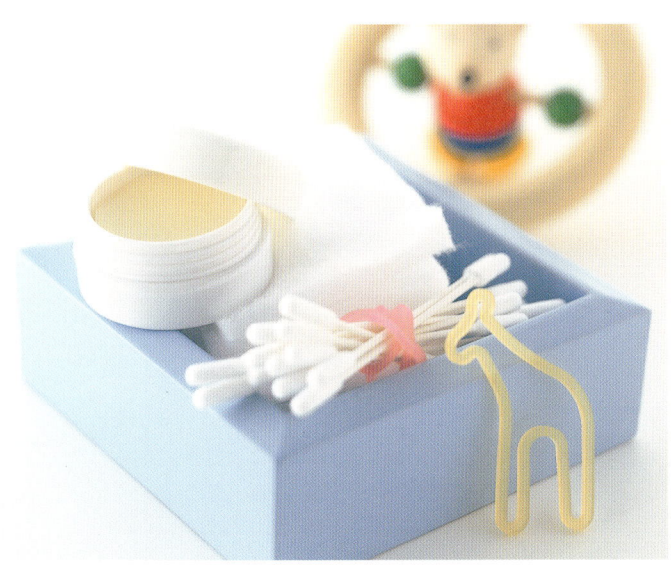

통증이 느껴지면 심해지기 전에 가족과 주변 사람들의 힘을 빌려 조금이라도 몸에 휴식을 주는 시간을 만드세요. 참지 말고 주변의 도움을 받는 것이 중요합니다.

🌿 마사지나 크림을 사용해 통증을 완화한다

근육의 긴장을 풀어주는 마사지나 통증을 줄여주는 방법을 시도해보세요. 혈액순환을 촉진하고 근육의 긴장을 풀어주는 사이프러스나 마조람, 괴로운 통증을 덜어주는 로즈메리 캠퍼와 로만 캐모마일 에센셜 오일을 사용하면 됩니다.

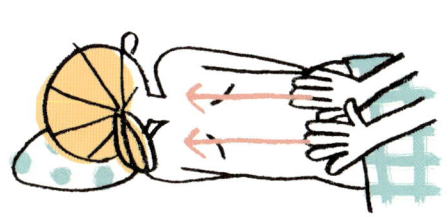
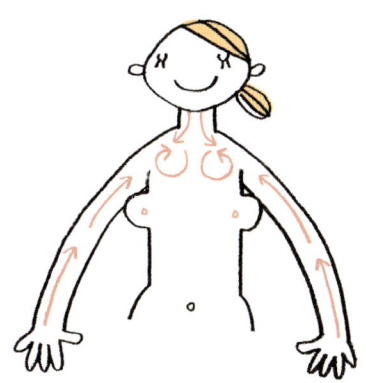

마사지할 때는 화살표 방향으로 손을 움직인다.
등은 배우자나 가족에게 부탁한다.

레시피 1  마사지

근육 결림 풀어주기

사이프러스	1방울
마조람	1방울
로즈메리 캠퍼	1방울
로만 캐모마일	1방울
캐리어 오일	10cc

(스위트아몬드 오일 또는 호호바 오일)

캐리어 오일에 4종류의 에센셜 오일을 섞어 마사지 오일을 만듭니다.(p.49 참조) 이것을 손에 덜어 통증 부위를 부드럽게 마사지합니다.

레시피 2  크림

만성적인 통증

제라늄	1방울
레몬	2방울
로즈메리 캠퍼	1방울
밀랍	3g
호호바 오일	7cc

밀랍과 호호바 오일을 함께 녹인 뒤 에센셜 오일을 추가해 크림을 만듭니다.(p.45 참조) 이것을 손가락으로 덜어내 통증 부위에 바릅니다.

출산 후 고민

유선염

🌿 유선이 염증을 일으킨 상태, 모유를 다 짜내는 게 예방책

유선염은 모유가 나오는 길인 유선에 염증이 일어난 상태입니다. 가슴 전체가 부어오르고 응어리가 져 통증이 생기고, 심해지면 발열과 격심한 두통을 동반해요. 유선염은 2종류로, 하나는 울체성 유선염입니다. 모유가 가슴에 쌓여서 유관이 막히면서 발생해요. 아기에게 모유를 충분히 먹인 뒤, 아직 가슴이 부풀어 있을 때 가볍게 짜내야 합니다. 또 하나는 급성 화농성 유선염인데, 젖꼭지 주변 상처에서 세균 감염이 되어 발생합니다. 유방을 청결하게 유지하는 게 방법이지요.

유선염을 예방하는 방법

유선염은 젖꼭지에 상처가 생기거나 수유를 거르는 등 지극히 사소한 일을 계기로 시작됩니다. 젖꼭지에 통증이 생기면 모유 수유가 힘들어지지요. 아기가 잇몸으로 젖꼭지를 물어뜯는 원인은 아기의 자세가 나빠서일지도 모릅니다. 좋은 자세로 있다면 턱과 혀로 모유를 빨기 때문에 아프지 않지요. 수유 시에 자세를 바꿔 아기를 안아보면서 통증을 느끼면 아기를 떼어내세요. 다양한 자세를 시도하면서 포기하지 말고 노력해보세요. 단, 수유 횟수는 줄이지 않도록 합니다. 또한 엄마의 식사 내용도 유선염 발생에 크게 영향을 미쳐요. 동물성 지방이 많은 육류나 유제품은 모유의 질을 바꿔 유선을 막히게 하는 원인이 되므로 피하는 게 좋습니다.

가슴을 따뜻하게 해주면 모유를 짜낼 때 통증이 완화된다

유선염이 생길 것 같을 때는 수유 후 모유를 짜내기 전에 가슴을 따뜻하게 찜질해 통증과 염증을 가라앉혀주세요. 열을 내리는 데는 족욕이 효과적입니다. 단, 통증이 강하고 열이 높을 때는 서둘러 의사와 상의해야 합니다.

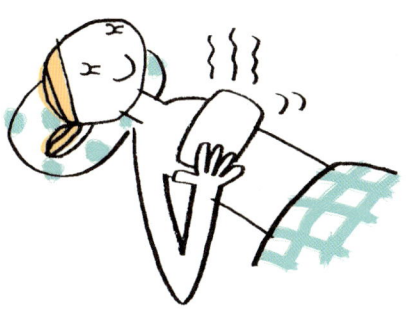

통증이 있는 가슴에 온찜질을 한다. 가슴을 따뜻하게 해주면 모유가 잘 나오게 되며, 동시에 에센셜 오일의 힘으로 통증을 완화할 수 있다.

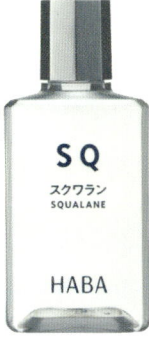

피부 침투에 좋은 스쿠알렌 오일을 사용해도 좋다. 이것을 사용해 젖꼭지와 그 주변을 마사지하면 막힌 모유를 빠르게 풀어줄 수 있다.
(사진 출처: HABA연구소)

레시피 1

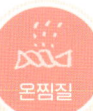
온찜질

통증이 있을 때

라벤더	1방울
제라늄	1방울
로즈	1방울

세숫대야에 뜨거운 물(42~44℃)을 붓고 3종류의 에센셜 오일을 떨어뜨려 수건을 담급니다. 표면에 뜬 에센셜 오일을 걷어내듯이 수건을 건져 올려 양쪽 끝을 잡고 물기를 짭니다.(p.43 참조) 이것을 비닐봉지에 넣어 가슴에 올려 따뜻하게 해준 뒤 모유를 짜냅니다.

레시피 2

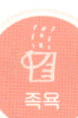
족욕

열이 있을 때

유칼립투스 라디아타 [30]	2~3방울

세숫대야에 따뜻한 물(40~42℃)을 담은 뒤 에센셜 오일을 떨어뜨립니다. 잘 섞은 다음 양발을 5~10분 담급니다. 가슴의 열을 일시적으로 내려주면서 동시에 염증이 심해지는 것을 막습니다.

출산 후 고민

냉증

🌿 한쪽으로 치우친 식생활과 피로가 악화 요인으로 작용한다

임신 중이나 출산 후에는 호르몬의 균형이 변화해서 자율신경이 불안정해지기 쉽지요. 그러면서 혈액이 몸의 말단 부분인 손발까지 충분히 순환하지 않아 냉증을 느끼게 됩니다. 특히 출산 후에는 익숙하지 않은 육아로 바쁘고 심신이 피로해져서, 충분한 수면을 취하지 못하고 편중된 식생활이 쌓이면 냉증이 더욱 악화될 수 있으니 조심해야 합니다.

레시피 1  마사지

주물러서 풀기

라벤더	1방울
제라늄	1방울
레몬	2방울
캐리어 오일	20cc
(스위트아몬드 오일 또는 호호바 오일)	

캐리어 오일에 3종류의 에센셜 오일을 추가해 마사지 오일을 만듭니다.(p.49 참조) 이것을 손에 덜어 손가락 끝부터 밑동까지 나선을 그리듯 열 손가락을 문지릅니다. 손발의 바닥과 등도 주물러 풀어줍니다.

레시피 2 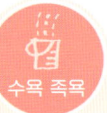 수욕 족욕

따뜻하게 하기

감귤류*	2~3방울

뜨거운 물(42~44℃)을 담은 세숫대야에 에센셜 오일을 떨어뜨려 양손 또는 양발을 5~10분 담급니다. 따뜻하게 데우며 손과 발을 마사지하면 더욱 효과적입니다.

* 레시피 속 감귤류는 그레이프프루트, 스위트오렌지, 베르가모트, 만다린, 레몬 에센셜 오일 5종류 중 원하는 걸로 선택하세요.

출산 후 고민

방광염

🌿 체력이 떨어지면 걸리기 쉽다

요로에 세균이 감염되어 방광에 염증이 발생한 상태를 방광염이라고 하지요. 소변 색이 탁하고 소변 횟수가 증가할 때 통증을 느끼며 잔뇨감이 느껴지는 게 주요 증상입니다.

체력이 떨어졌을 때 걸리기 쉬우며 오로가 원인인 경우도 있습니다. 소변을 참는 습관도 좋지 않습니다. 방광에 불편함이 느껴지면 화장실 가는 것을 되도록 뒤로 미루지 말고, 청결에도 더욱 신경 써야 합니다.

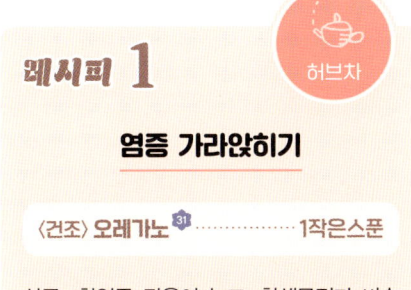

레시피 1 · 허브차

염증 가라앉히기

〈건조〉 오레가노 [31] ······ 1작은스푼

살균·항염증 작용이 높고, 항생물질과 비슷한 기능을 하는 허브로 차를 만듭니다.(p.55 참조) 증상이 있는 동안에 지속해서 마셔보세요. 이뇨 효과도 기대할 수 있어요.

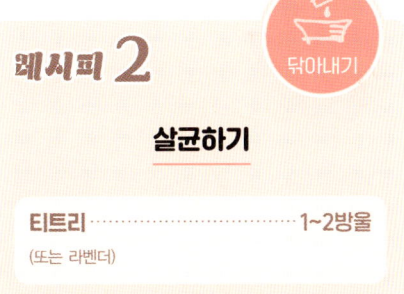

레시피 2 · 닦아내기

살균하기

티트리 ······ 1~2방울
(또는 라벤더)

살균 효과가 높은 에센셜 오일을 따뜻한 물을 담은 컵에 떨어뜨려 깨끗한 솜을 담급니다. 표면에 뜬 에센셜 오일을 걷어내듯이 솜을 건져 올려 가볍게 물기를 짭니다. 그것을 배뇨 후 국소 부위에 가져가서 가볍게 닦아내는 방식으로 사용하면 됩니다.

> 출산 후 고민

모유 분비 어려움 증상

🌿 잘 나오지 않는 모유도 계속 먹이다보면 분비가 원활해진다

출산 직후에는 아기가 가슴을 능숙하게 빨지 못하고 모유도 듬뿍 나오지 않지요. 이대로 모유가 나오는 양이 늘지 않으면 어떡하지, 하고 불안해지기 쉬워요. 하지만 여기서 포기하면 나오던 모유도 안 나오게 됩니다.

모유가 나오지 않아도 괜찮으니, 아기가 배고파서 울 때는 먼저 젖을 입에 물리세요. 분유를 먹일 경우에는 먹인 후에 하면 됩니다. 이것을 반복해서 하면 아기는 빠는 방법이 능숙해집니다. 또한 엄마도 아기가 빠는 자극을 받음으로써 모유 분비가 좋아질 수 있어요.

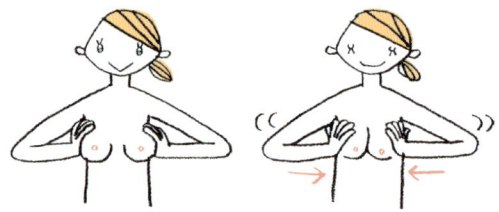

❶ 유방의 밑바닥 부분인 기저부를 자극하도록 마사지하세요. 먼저 겨드랑이 아래쪽의 기저부에 손바닥을 대고서 그대로 유방을 중앙으로 쓸어오듯이 기저부를 압박합니다.

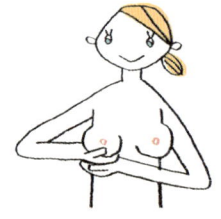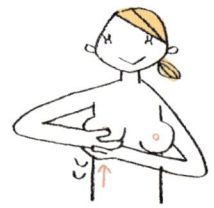

❷ 다음으로 유방 아래쪽의 기저부에 두 손바닥을 포개어 받치고서 그대로 유방을 들어 올리듯이 기저부를 압박합니다.

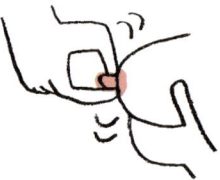

❸ 젖꼭지는 상처가 나지 않도록 가볍게 당기거나 주물러서 부드럽게 풀어줍니다.

🌿 스트레스를 피하고, 에센셜 오일과 허브의 힘으로 기분 전환을 한다

모유가 충분히 안 나와서 초조해하거나 우울해하면 오히려 모유가 더 안 나옵니다. 모유를 잘 나오게 하고 기운을 북돋는 작용이 있는 에센셜 오일과 허브의 힘을 빌려 몸과 마음을 재충전하면 아기도 산모도 더욱 좋아진답니다.

레시피 1  허브차

매일 마시기

〈건조〉 오렌지 껍질 ········· 1/2작은스푼
〈건조〉 쐐기풀 ············· 1/2작은스푼

모유를 잘 나오게 촉진하는 쐐기풀과 기분을 밝게 하는 오렌지 껍질의 허브를 블렌딩해 차를 내립니다. (p.55 참조) 이것을 매일 마셔보세요.

레시피 2 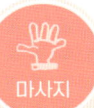 마사지

수유 후 마사지하기

팔마로사 ················· 5방울
캐리어 오일 ·············· 50cc
(스위트아몬드 오일 또는 호호바 오일)

캐리어 오일에 에센셜 오일을 더해 모유 분비를 촉진하고 기분을 밝게 하는 작용이 있는 마사지 오일을 만듭니다. (p.49 참조) 이것을 손에 덜어 젖꼭지 부근부터 유방 전체를 부드럽게 마사지합니다.

레시피 3 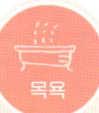 목욕

목욕 향으로 사용하기

팔마로사 ················· 5방울
(또는 재스민, 페퍼민트, 로즈메리 캠퍼 중에서)

모유를 잘 나오게 기능하는 팔마로사와 재스민, 기운을 주는 페퍼민트와 로즈메리 캠퍼 4종류의 에센셜 오일 중 원하는 향을 1~4종류 선택한 후, 모두 합쳐 5방울을 따뜻한 물(40~42℃)을 담은 욕조에 떨어뜨린 뒤 들어갑니다.

출산 후 고민

산후우울증

🌿 **호르몬 균형의 변화뿐 아니라
육아 불안과 스트레스도 요인이 된다**

왠지 모르게 기분이 우울해지고 갑자기 슬퍼지며 눈물을 뚝뚝 흘리는 등 출산 후 2~3일쯤부터 나타나는 이러한 가벼운 우울 상태를 산후우울증이라고 합니다. 출산으로 인해 호르몬 균형이 크게 변화하면서 발생하지요. 육아에 대한 불안이나 초조함, 주변에서 하는 말에 대한 불만, 일을 관둔 데서 오는 스트레스, 시원찮은 몸 상태 같은 다른 요인도 합쳐져 우울 상태가 길어지거나 증상이 심각해질 수도 있습니다.

산후우울증이 의심되면 몸과 마음을 쉬게 해주는 것이 중요해요. 혼자 참지 말고 주변 사람들에게 상황을 알리고 도움을 받으세요.

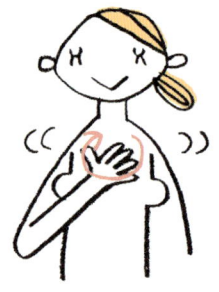

마사지 오일을 손에 덜어 가슴 주변을 마사지하면서 심호흡한다.

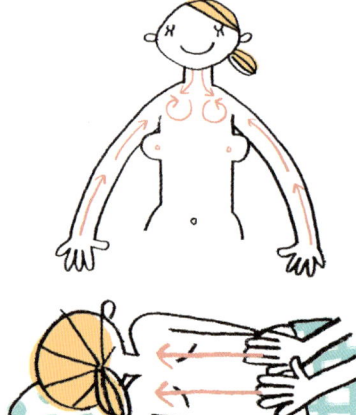

가능하면 배우자나 가족에게 부탁해 마사지 오일로 등과 손을 마사지받는다.

가장 중요한 것은 심신의 휴식을 취하는 일

기분이 우울하게 가라앉을 때는 에센셜 오일의 힘을 빌려 기분 전환을 도모하는 것도 좋은 방법입니다. 마음을 밝게 해주는 재스민이나 로즈, 릴랙스 효과가 있는 일랑일랑, 클라리세이지, 라벤더, 로만 캐모마일이 좋습니다.

레시피 1 (목욕)

머리를 맑게 비우기

로즈	5방울

(또는 일랑일랑, 클라리세이지, 재스민 중에서)

4종류의 에센셜 오일 중 원하는 향을 1~4종류 선택해 모두 합쳐 5방울을 따뜻한 물(40~42℃)을 담은 욕조에 떨어뜨린 뒤 들어갑니다. 최대한 느긋하게 따뜻한 물에 몸을 담그며 아무 생각 말고 머리를 멍하니 쉬게 하세요.

레시피 2 (마사지)

릴랙스하기

클라리세이지	7방울
라벤더	3방울
로만 캐모마일	3방울
캐리어 오일	50cc

(스위트아몬드 오일 또는 호호바 오일)

심신이 피로할 때는 릴랙스 효과가 있는 3종류의 에센셜 오일을 캐리어 오일에 더해 만드는 마사지 오일을 사용합니다.(p.49 참조) 손에 덜어 가슴과 손과 등을 마사지합니다.

레시피 3 (마사지)

기분을 밝게 하기

일랑일랑	2방울
파출리 32	1방울
로즈우드	1방울
캐리어 오일	50cc

(스위트아몬드 오일 또는 호호바 오일)

기분이 우울할 때는 기분을 밝고 활기차게 해주는 3종류의 에센셜 오일을 캐리어 오일에 더해 만드는 마사지 오일을 사용합니다.(p.49 참조)

출산 후 고민

부종

🌿 저녁이 되면 종아리가 붓는다

출산 후에 엄마의 몸은 출산 전 상태로 급격하게 돌아가려고 합니다. 특히 자궁에서는 즉시 수축과 오로가 시작됩니다. 혈액이 몸의 말단까지 원활하게 흐르지 않아 손과 발, 얼굴에 부종도 생기지요. 출산에 따른 호르몬 균형의 커다란 변화도 영향을 미쳐요. 다만 이 부종은 일시적인 것으로, 시간이 지나면 해소됩니다.

부종을 빨리 가라앉히고 싶을 때는 손발을 따뜻하게 하고, 발을 높이 들어 쉬게 하며, 압박 스타킹을 신는 등 혈액순환 촉진 방법을 활용해보세요.

엄마의 몸 회복을 최우선으로 한다

출산 후의 부종은 출산 후 3~4일부터 시작되는 경우가 많습니다. 보통은 체력 회복과 함께 소변량이 늘어나 여분의 수분이 서서히 배출되면서 자연스럽게 해소되지요. 그러나 출산에 따른 피로감이 크거나 체력이 원활하게 회복되지 않은 경우에는 시간이 지나도 부종이 가라앉지 않을 때가 있습니다.

출산 후에 몸이 원래 모습으로 돌아오려고 하는 6~8주간의 시간을 '산욕기'라고 해서, 휴식이 필요한 시기라고 할 수 있어요. 부종 여부와 상관없이 이 시기의 집안일이나 육아는 배우자와 가족이 적극적으로 도와주세요.

🌿 체력 회복을 촉진하고 체내 수분을 배출하는 에센셜 오일을 쓴다

의사와 상의한 뒤 부종을 해소하는 데 도움이 되는 에센셜 오일을 사용하는 것도 좋습니다. 체액의 균형을 조절하는 사이프러스, 체력을 회복시키는 라벤더, 몸에서 독소를 땀으로 내보내는 티트리가 도움이 되지요.

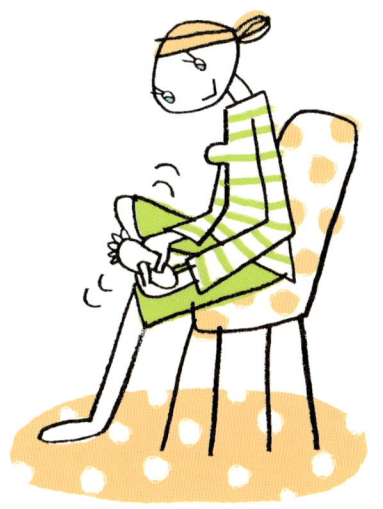

방광을 자극하는 혈자리인 발바닥의 아치 부분을 중심으로 마사지한다. 목욕 후나 족욕 후에 하면 더욱 효과적이다.

레시피 1  수목 족욕

손과 발 따뜻하게 하기

사이프러스	1방울
라벤더	1방울
티트리	1방울

뜨거운 물(42~44℃)을 담은 세숫대야에 3종류의 에센셜 오일을 떨어뜨려 양손 또는 양발을 5~10분 담급니다. 따뜻하게 하면서 손과 발을 마사지하면 더욱 효과적이지요.

레시피 2  마사지

발바닥 자극하기

사이프러스	3방울
주니퍼	7방울
레몬	15방울
캐리어 오일	50cc
(스위트아몬드 오일 또는 호호바 오일)	

캐리어 오일에 3종류의 에센셜 오일을 추가해 마사지 오일을 만듭니다.(p.49 참조) 이것을 손에 덜어 발끝부터 허벅지 쪽으로 살짝 힘을 줘서 하반신 전체를 마사지하세요.

임신 중과 출산 후 감기, 꽃가루알레르기, 두통에 대한 대책

임신 전이라면 약으로 치료하는 증상도 임신 중이나 수유기에는 약을 사용할 수 없어 괴로울 때가 있지요. 그래서 여기서는 아기와 산모에게 나쁜 영향을 주지 않고 감기, 꽃가루알레르기, 두통에 효과적인 아로마테라피와 허브차 레시피를 소개합니다.

감기

레시피 1
항바이러스 작용과 면역력을 강화하는 기능이 있는 에키나시아(1작은스푼이 1컵분) 허브차를 마신다.

레시피 2
면역력을 강화하고 감염증으로부터 몸을 지키는 기능이 있는 티트리를 1~2방울 물컵에 떨어뜨려 잘 섞은 뒤 양치질한다.

꽃가루알레르기

레시피 1
항알레르기 작용이 있는 쐐기풀 또는 엘더플라워(각각 1작은스푼이 1컵분)를 우려내어 매일 마신다.

레시피 2
코막힘이나 콧물로 괴로울 때는 항카타르 작용이 있는 페퍼민트 에센셜 오일을 안쪽 거즈에 살짝만 바른 마스크를 착용한다.

두통

레시피 1
진정 작용이 있는 저먼 캐모마일(1작은스푼이 1컵분) 허브차를 마신다.

레시피 2
스위트아몬드 오일 10cc에 진정 작용이 있는 페퍼민트 에센셜 오일을 2방울 떨어뜨려 잘 섞은 오일을 차광 병에 보관해둔다. 두통이 있을 때 이것을 손가락에 묻혀 관자놀이에 바른다.

세탁물과 기저귀 냄새에 대한 대책

실내에서 건조하는 세탁물이나 더러운 기저귀 냄새가 방에 가득 차 있을 때는 에센셜 오일로 탈취 스프레이를 만들어 사용하세요. 방 안에 분사하는 것만으로도 허브 향이 퍼져 불쾌한 향을 억제해줘요. 음식물 쓰레기 냄새가 신경 쓰일 때도 쓰레기에 직접 분사할 수 있고요. 아기와 산모에게도 안심하고 사용할 수 있습니다.

탈취 스프레이

레시피 1

탈취·살균 작용이 있는 클로브, 티트리, 페퍼민트, 유칼립투스[33], 레몬, 로즈우드 중 하나를 선택해 200방울, 무수에탄올 30ml, 정제수 70ml에 섞어 만듭니다.(p.37 참조)

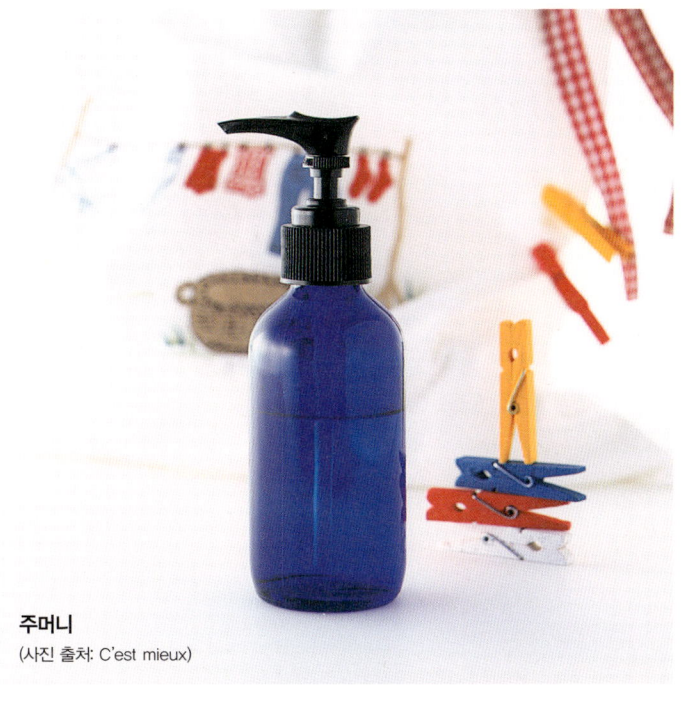

주머니
(사진 출처: C'est mieux)

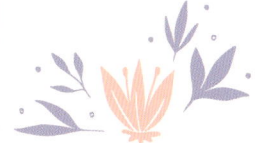

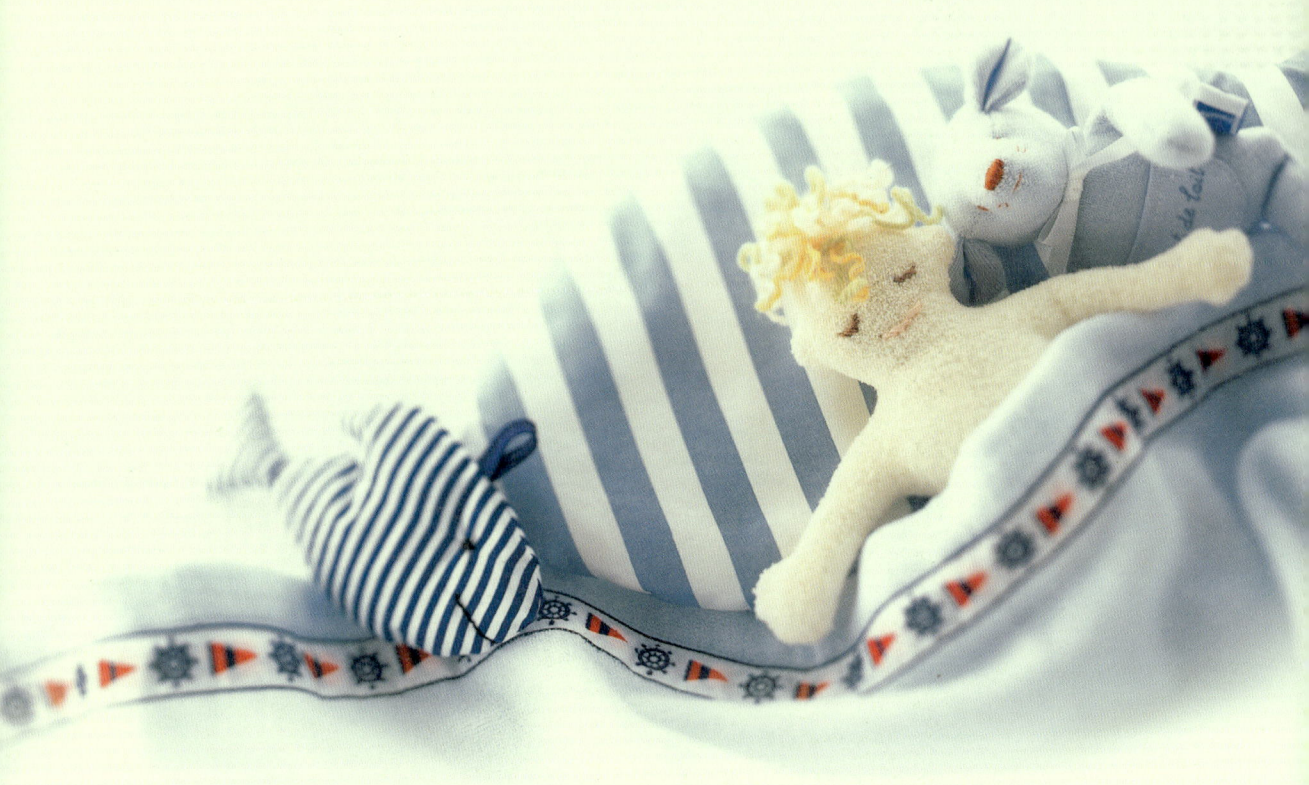

○   기침과 벌레 물림 등 일상 생활에서 신경 쓰이는 증상의 개선에도
　　아로마테라피는 도움이 됩니다.
　　특히 피부가 민감한 영유아에게는 에센셜 오일이나 식물성 오일,
　　플로럴 워터를 사용하는, 자연의 힘을 이용한 아로마테라피가 좋습니다.
　　마음이 불안정할 때도 에센셜 오일의 향과 성분이 아이의 신경에 작용합니다.
　　그리고 무엇보다도 부모와 아이의 돈독한 관계를 위해 아로마테라피를 활용하세요.
　　식물성 오일을 사용한 마사지는 부모와 아이가 교감하고
　　애정을 주고받는 멋진 시간을 만들어줍니다.

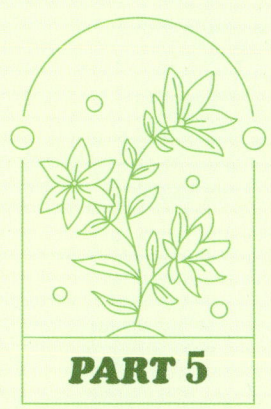

PART 5

영유아를 위한
아로마테라피

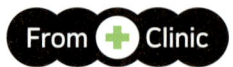

영유아의 몸과 마음

마음이 불안으로 가득한 어린아이, 안아주고 말을 걸며 부모와 아이의 관계를 돈독히 한다

    신생아의 정신적 발달 중 감각 기능은 가장 빨리 완성되는 기능입니다. 미각, 피부 감각, 후각은 신생아 시기부터 어느 정도 기능할 수 있게 되고, 시각과 청각도 유아기 전반에 대략적인 기능이 완성되어 정신적 도구로 성장에 도움이 되지요. 이미 출산 직후부터 아기에게는 통각이나 온도 감각, 입술의 감각, 큰 소리에 놀라는 반사 반응, 빛에 대한 동공 반사나 눈꺼풀 반사가 일어나며, 생후 며칠 정도에 이미 사물을 물끄러미 주시합니다. 단맛은 적극적으로 빨며, 쓴맛은 얼굴을 찡그리며 뱉어냅니다. 후각은 성인보다도 뛰어나 생후 4~5일짜리 아기일지라도 냄새로 자신의 엄마와 다른 엄마의 모유 냄새를 구분하지요.

    이후 아이의 인격 형성과 사회성은 처음에 밀접하게 접촉하는 사람, 다시 말해 엄마와의 관계에 큰 영향을 받는 게 분명해 보입니다. 영유아기의 부모와 아이의 스킨십을 통해 아기에게는 '배려심'이 싹트지요. 3~4살이 되면 친구와의 다툼이나 우정 등으로 영역이 확대되어 사회성이나 관계가 발달합니다. 성장해 사춘기가 되어 어린 아기나 유아들과 접촉할 기회를 가지게 되면, 자신보다 작은 아이를 예뻐하고 즐겁게 놀아주면서 생명의 소중함을 체감하게 됩니다.

    신생아가 지닌 풍부한 능력은 태아 때 점차적으로 길러지는 것이 분명합니다. 신생아가 지닌 능력을 태아도 가지고 있다는 것 역시 쉽게 상상할 수 있어요. 왜냐하면 40주에

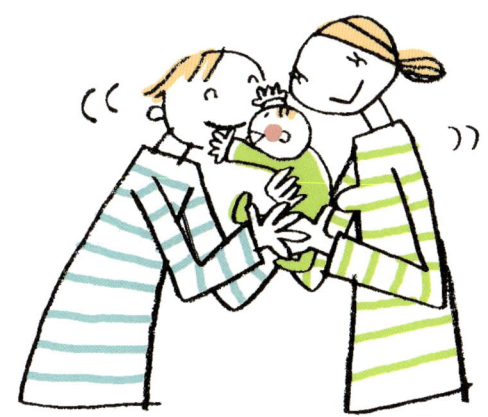

　태어나든 36주에 태어나든, 출생아는 기능적으로 큰 차이가 없기 때문이지요.

　미국의 소아과 의사이자 육아 연구로 유명한 마셜 클라우스(Marshall Klaus)는 '본딩'(bonding, 부모와 자녀의 유대 관계 형성. 아이의 성장에 특히 중요한 신생아 시기의 애착 형성 문제를 일본은 사회적 문제로 인식해 대응하고 있으며, 저자 역시 본딩의 중요성을 강조하고 있다.-옮긴이)을 위한 가장 중요한 시간을 '출생 후 1시간'으로 결론지었어요. 태아가 지닌 능력에 눈을 돌리면 태아와의 본딩도 가능합니다. 임신 5개월이 되면 태아는 소리를 느끼기 시작하면서 점차 엄마의 목소리를 기억하게 됩니다. 7개월이 되면 외부 소리를 구분하고, 불쾌할 때는 손가락을 빠는 일이 늘어나지요. 태아의 움직임에 마음을 기울여보고, 태동을 느끼면 반드시 태아에게 말을 걸고 쓰다듬고 문지르거나 가볍게 흔드는 등 응답을 해주세요. 밤에 잠들 때 임신선 예방을 위한 오일을 사용해 배우자와 함께 배를 쓰다듬으면서 아기에게 말을 거는 '본딩 타임'을 즐기면 좋습니다.

　그리고 나중에 아기가 탄생하면 안아주고 눈을 마주 보고 말을 걸며, 때로는 부부가 함께 아기를 마사지해주면서 스킨십으로 아기에게 애정을 전하는 일이 필요해요. 아기는 두 사람의 애정을 받아 굉장히 안심하며 마음이 즐거워질 것입니다. 5살이 되든 10살이 되든 이런 스킨십과 본딩 타임을 거르지 않고 애정을 듬뿍 전하면서 지내면, 부모와 아이의 좋은 관계를 계속해서 쌓아나갈 수 있다고 믿습니다.

베이비 마사지

부모가 안아주면 아기는 안도감을 느낀다

갓 태어난 아기는 작은 몸을 떨면서 자신이 낼 수 있는 가장 큰 목소리로 울어대지요. 엄마의 몸속에 있을 때는 엄마의 심장 박동 소리를 들으며 양수 속에서 함께 흔들리고 있습니다. 아기는 엄마의 몸 밖으로 나오면 지금까지와는 전혀 다른 느낌이 들어 엄청난 불안감 때문에 우는 것일까요? 양수 대신에 그 역할을 하는 것이 엄마와 아빠, 가족의 손입니다. 안아주고 다정하게 말을 걸어주면 아기는 피부의 온기, 목소리, 그리고 냄새로 애정을 느끼며 큰 안도감에 휩싸입니다. 앞으로 살아나가기 위한 용기와 즐거움을 아기에게 전해주세요. 그렇게 해줄 수 있는 사람이 엄마와 아빠, 그리고 가족이니까요.

**살갗을 맞대는 스킨십,
부모와 아이의 유대를 돈독하게 하는 계기가 된다**

베이비 마사지란 아기의 피부를 부드럽게 쓰다듬어주는 걸 말해요. 여기에는 아기의 피부를 자극함으로써 혈액순환을 촉진하고 피지선의 기능을 높여 자율신경을 활성화하는 효과를 기대할 수 있어요. 그런데 그 이상의 목적으로 삼았으면 하는 것이 스킨십을 통한 아기와의 유대 관계 형성입니다.

마사지할 때는 아기에게 말을 걸면서 해보세요. 기분은 어떤지, 피부 상태는 어떤지, 아기를 자세히 살펴보는 것도 중요합니다. 아기의 체온, 그리고 냄새를 느끼며 부드럽게 쓰다듬어주면 말로 형용할 수 없는 온화한 기분이 들면서 아기를 향한 깊은 애정을 느낄 수 있지요. 그리고 아기는 좋아하는 사람에게 스킨십을 받으면서 기분이 좋아지며 아주 큰 편안함을 느낍니다.

엄마뿐 아니라 아빠, 형제, 삼촌, 이모…… 아기 주변에 있는 사람은 반드시 마사지를 통해 아기와의 교감을 즐겨보세요. 또한 아기뿐만 아니라 다른 형제들, 배우자와도 스킨십(그중 하나로는 마사지)을 잊지 말고 서로 간의 유대감을 쌓는 소중한 시간을 가져보길 바랍니다.

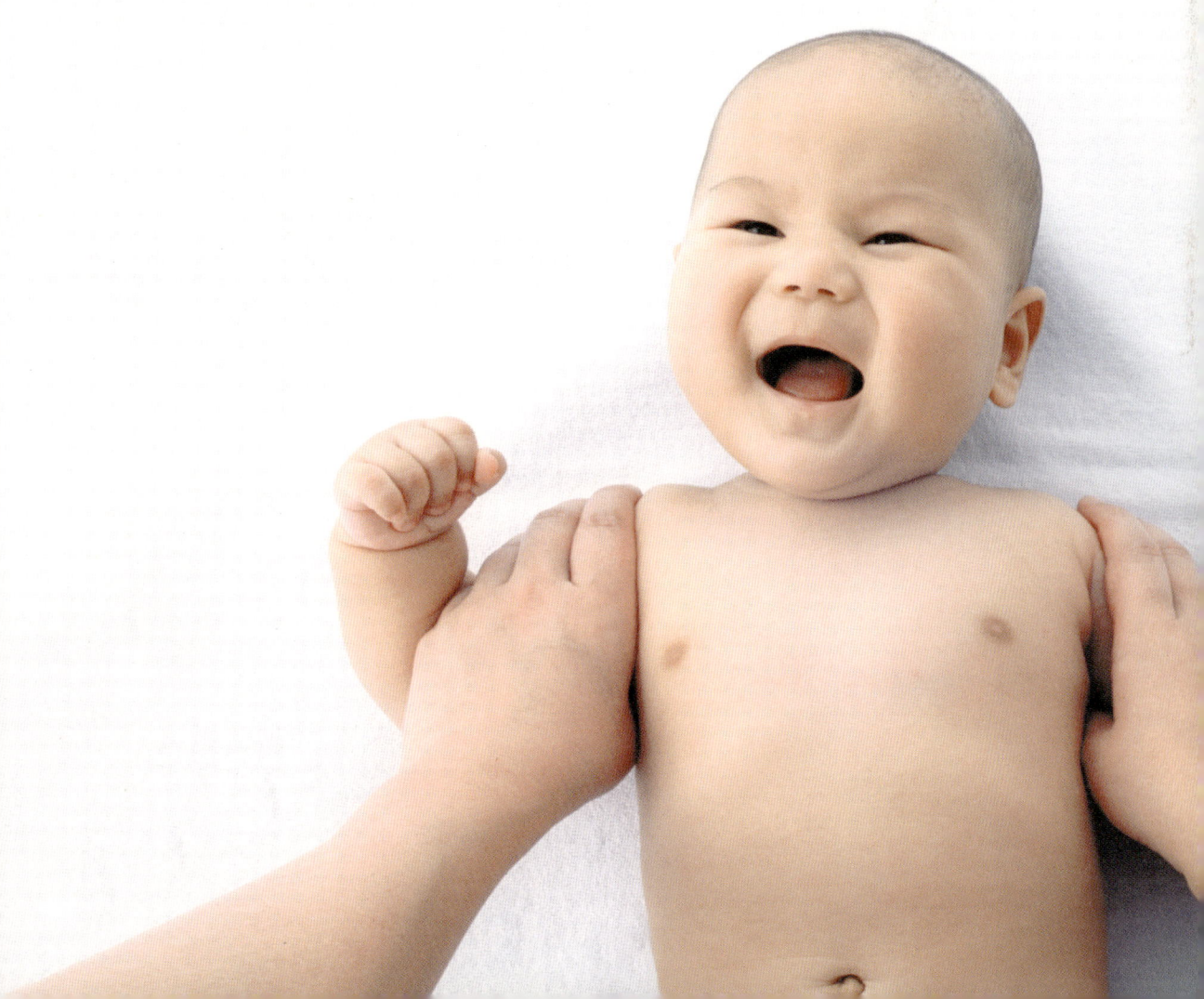

베이비 마사지를 할 때 주의할 점

아기가 좋은 기분을 느끼게끔 쓰다듬어주는 것이 중요하며, 다른 어려운 규칙은 없습니다. 단, 아기는 매우 민감하므로 다음 사항들을 지키도록 합시다.

1. 손바닥 전체로 만진다

아기의 피부는 얇으며 뼈는 성장 단계라 무릅니다. 마사지할 때는 힘을 주지 않는 것이 중요해요. 손바닥 또는 손가락 전체를 사용하여 피부를 미끄러지듯 부드럽게 쓰다듬으세요.

2. 식물성 오일을 사용한다

아기의 피부를 부드럽게 마사지하기 위해 마사지 오일은 100% 순수한 천연 식물성 오일로 사용합니다. 광물성이거나 정제된 것은 피부 자극과 침투성을 고려해 피해야 해요. 피부 자극이 적은 스위트아몬드 오일, 호호바 오일, 포도씨 오일이 좋습니다. 먼저 손에 덜어 양손으로 비벼 따뜻하게 데운 뒤 사용하세요. 나중에 마사지 오일을 닦아낼 필요는 없습니다.

3. 면수건을 사용한다

아기의 피부는 매우 민감하니, 아기를 눕힐 때 사용하는 수건은 깨끗하고 부드러우며 촉감이 좋은 면으로 하세요.

4. 실내 온도는 25도 정도로 맞춘다

방의 온도를 25℃로 설정합니다. 아기가 쾌적한 상태로 있는 게 중요해요.

5. 조용한 장소에서 한다

소리가 들려오면 아기도, 엄마도 마사지에 집중할 수 없지요. TV는 끄고 전화나 인터폰 소리는 끄거나 작게 해두세요. 조용한 음악을 틀어도 좋습니다.

6. 깨끗한 손으로 한다

마사지하기 전에 반드시 손을 비누로 씻으세요. 또한 아기의 피부가 상처 입지 않도록 반지나 시계 등 액세서리는 풀고, 손톱도 최대한 짧게 깎으세요.

7. 아기가 배고프거나 배부르지 않을 때 한다

마사지는 수유나 식사 후 1~2시간 지나서 시작하세요.

8. 하루 15~20분을 기준으로 한다

마사지 시간은 15~20분으로 아기 컨디션에 따라 더 짧아도 괜찮습니다.

9. 아기와 자신에게 무리하지 않는다

아기의 컨디션이 나쁠 때, 열이 날 때, 예방접종을 한 날, 피부병이나 피부에 염증이 있을 때는 마사지를 중지합니다. 마사지할 때도 아기가 싫다고 울기 시작하면 멈추고 그날은 끝냅니다. 또한 엄마 자신의 컨디션이 안 좋을 때 무리해서 마사지할 필요는 없어요. 마사지를 통해 아기에게 기분이 전해지거든요. 반드시 매일 해야 하는 일이 아니므로 무리하지 않도록 합니다.

10. 마사지 후에는 수분 보충을 한다

베이비 마사지를 해주면 아기의 신진대사가 좋아집니다. 끝난 뒤에는 젖이나 분유, 따뜻한 물을 먹입니다.

베이비 마사지 방법

아기의 발부터 시작해 손과 팔, 가슴과 배, 등과 엉덩이까지가 한 세트예요. 여유가 있을 때는 얼굴 마사지도 해주세요. 단, 이 한 세트를 반드시 모두 할 필요는 없습니다. 처음 하는 마사지이므로 다리만 한다거나, 기저귀 갈 때 엉덩이만 해도 괜찮습니다. 아기와의 교감이 베이비 마사지의 가장 큰 목적입니다. 마사지를 하는 사람에게도 아기에게도 무리가 되지 않도록 가능한 범위에서 해보세요.

기본 자세

딱딱한 매트리스나 바닥 위에 목욕 타월을 깔고 아기를 눕힌 다음 다리를 벌리고 앉습니다. 오줌을 눠도 괜찮도록 목욕 타월 밑에 배뇨 시트를 깔아도 좋습니다. 마사지할 때 등을 곧게 편 자세로 몸을 구부리세요.

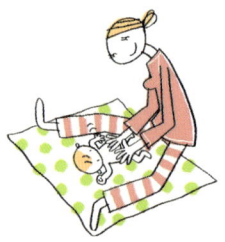

마사지 시작하기

첫 터치
동요를 부르면서 아기와 짧게 놀아주며 편안한 상태를 만듭니다. 그런 다음 기본 자세를 취하고서 "마사지 시작할게. 괜찮지?" 하고 아기에게 말한 후, 옷 위로 가볍게 피부를 쓰다듬습니다.

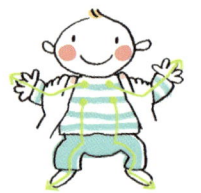

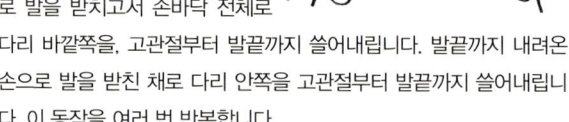

1 다리 전체

옷을 벗기고 나서 손에 1작은스푼만큼 마사지 오일을 덜어 양손으로 비벼 따뜻하게 데운 뒤 "다리 마사지해줄게" 하고 말해주세요. 두 손바닥을 다리가 시작되는 고관절에 올린 뒤 그대로 발끝까지 쓸어내립니다. 이 동작을 여러 번 반복합니다.

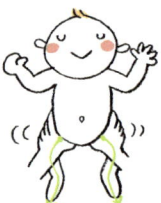

2 다리 바깥쪽과 안쪽

좌우 중 한쪽 다리를 먼저 시작합니다. 과정 2부터 8까지, 먼저 한쪽 다리를 마사지합니다. 한 손으로 발을 받치고서 손바닥 전체로 다리 바깥쪽을, 고관절부터 발끝까지 쓸어내립니다. 발끝까지 내려온 손으로 발을 받친 채로 다리 안쪽을 고관절부터 발끝까지 쓸어내립니다. 이 동작을 여러 번 반복합니다.

3 허벅지

한 손으로 발을 받치고서 손바닥 전체로 허벅지 앞면부터 뒤쪽으로 쓸어줍니다. 이 동작을 여러 번 반복합니다.

4 무릎

한 손으로 발을 받치고서 엄지손가락으로 무릎 주변을 쓸어줍니다. 이때 무릎 뼈는 건드리지 않도록 주의합니다. 이 동작을 여러 번 반복합니다.

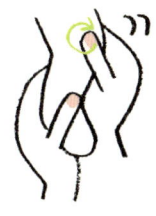

5 종아리

한 손으로 발을 받치고서 엄지손가락 이외의 손가락으로 정강이부터 종아리 쪽으로 쓸어줍니다. 이 동작을 여러 번 반복합니다.

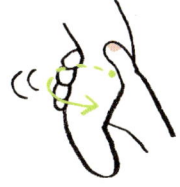

6 발바닥

한 손으로 발목을 받치고서 엄지손가락으로 발바닥을 뒤꿈치부터 발가락이 있는 쪽으로 둥글게 둥글게 원을 그리듯이 쓸어줍니다. 간지러워하면 조금 힘을 가해 문질러주세요. 이 동작을 여러 번 반복합니다.

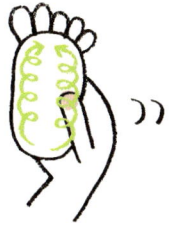

7 발가락

한 손으로 발목을 받치고서 엄지손가락과 검지로 발가락을 붙잡아 가볍게 당깁니다. 엄지발가락부터 시작해 새끼발가락까지 차례로 당깁니다. 이 동작을 여러 번 반복합니다.

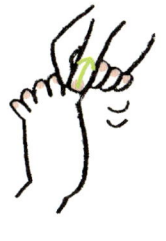

8 발등

한 손으로 발뒤꿈치를 받치고서 검지와 중지와 약지로 발등을 둥글게 둥글게 원을 그리듯 쓸어줍니다. 다음으로 양손으로 발등과 발바닥을 감싸 따뜻하게 합니다. 따뜻해지면 발끝 쪽으로 손을 부드럽게 쓸며 뗍니다. 이 동작을 여러 번 반복합니다. 그 후 반대쪽 발로 이동합니다. 과정 2로 돌아와 8까지 마사지합니다.

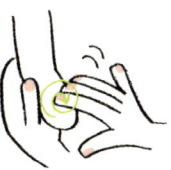
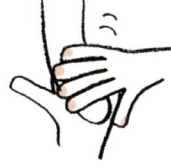
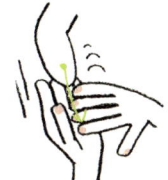

9 발전체

두 손바닥을 고관절에 올리고서 그대로 발끝까지 쓸어내립니다. 이 동작을 2번 반복합니다. 끝으로 "다리 마사지 끝났어" 하고 말해주세요.

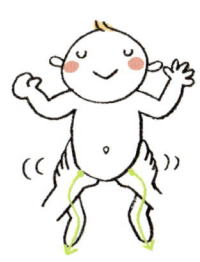

10 흔들흔들

다리 마사지가 끝나면 아기가 기뻐할 동작을 해줍니다. 아기의 두 발목을 손바닥으로 아래에서 받치고서 좌우로 흔들어준 뒤 가만히 내립니다.

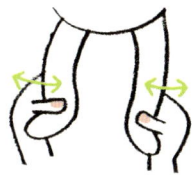

손과 팔 마사지

1 팔 전체

손에 1작은스푼 정도의 마사지 오일을 덜어 양손으로 비벼 따뜻하게 데우면서 "손 마사지해줄게" 하고 말해줍니다. 두 손바닥을 어깨에 올린 뒤 그대로 손끝까지 쓸어내립니다. 이 동작을 2번 반복합니다.

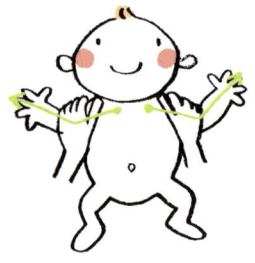

2 손바닥

엄지손가락으로 두 손바닥을 둥글게 둥글게 원을 그리듯 문지릅니다. 끝으로 "손 마사지 끝났어" 하고 말해주세요.

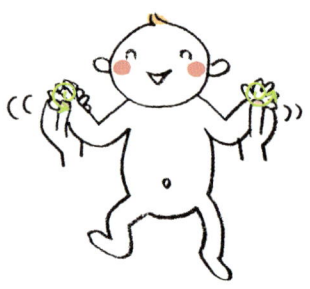

가슴과 배 마사지

1 가슴과 배 전체

손에 1큰스푼 정도의 마사지 오일을 덜어 양손으로 비벼 따뜻하게 데우며 "가슴과 배 마사지해줄게" 하고 말해줍니다. 두 손바닥을 위아래로 모아 가슴에 올린 뒤 두 손바닥을 사용해 가슴부터 배까지 조금씩 쓸어내립니다. 하복부까지 오면 다시 가슴으로 돌아가세요. 이 동작을 여러 번 반복합니다.

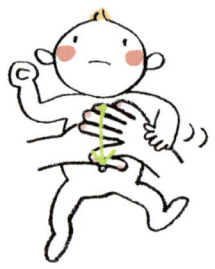

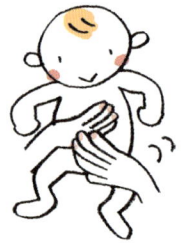

2 가슴

검지, 중지, 약지로 흉선을, 가슴 중앙에서 바깥쪽으로 둥글게 둥글게 원을 그리듯 쓸어줍니다. 이때 쇄골 위로 넘어가지 않도록 합니다. 바깥쪽까지 오면 하트를 그리듯 중앙으로 돌아옵니다. 이 동작을 여러 번 반복합니다.

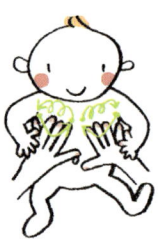

3 배꼽 주변

한 손바닥을 배꼽에 올립니다. 그대로 배꼽을 중심으로 시계 방향으로 그리듯 배를 쓸어줍니다.

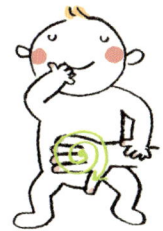

5 옆구리

두 손바닥을 겨드랑이 부근에 댑니다. 그대로 부드럽게 옆구리를 쓸어줍니다. 이 동작을 여러 번 반복합니다.

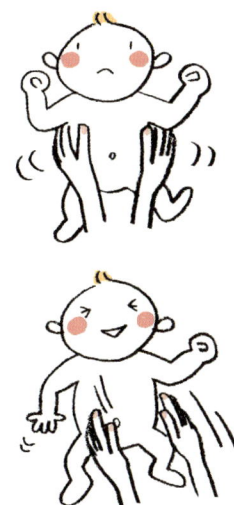

4 배 전체

양손을 시계 방향으로 움직이면서 배를 쓸어줍니다. 먼저 두 손바닥을 위아래로 모아(왼손을 위, 오른손을 아래) 배에 올립니다. 그대로 움직이다가 왼손이 오른손을 넘어 하복부 쪽으로 가면 이번에는 왼손을 오른손 아래에 넣어 원래 위치까지 돌립니다. 둘 중 한 손은 반드시 배를 쓰다듬고 있도록 하고 이 동작을 여러 번 반복합니다.

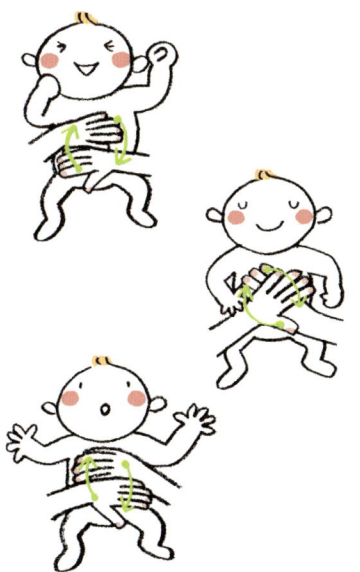

6 가슴과 배, 손, 발

두 손바닥을 어깨에 올리고서 그대로 부드럽게 손끝까지 쓸어내립니다. 이어서 두 손바닥을 어깨에 올리고서 그대로 부드럽게 발끝까지 쓸어내립니다. 이 동작을 2번 반복합니다. 끝으로 "가슴과 배 마사지 끝났어" 하고 말해줍니다.

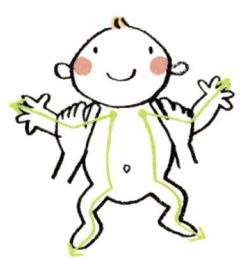

등과 엉덩이 마사지

1 다리 전체
아기를 엎드린 자세로 두고 얼굴을 옆으로 돌립니다. 손으로 1큰스푼 정도의 마사지 오일을 덜어 양손으로 비벼 따뜻하게 데운 뒤 "등과 엉덩이 마사지해줄게" 하고 말해줍니다. 두 손바닥을 고관절에 올리고서 그대로 부드럽게 발끝까지 쓸어내립니다. 이 동작을 2번 반복합니다.

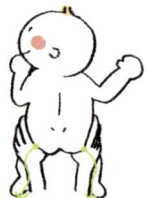

2 등에서 허리
두 손바닥으로 척추 옆을, 어깨 쪽부터 엉덩이골 부근까지 쓸어줍니다. 이때 척추는 손대지 않도록 하세요. 이 동작을 여러 번 반복합니다.

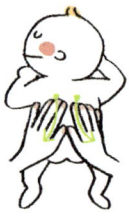

3 등에서 허리
두 손바닥으로 척추 옆을 둥글게 둥글게 원을 그리듯이 어깨 쪽에서 엉덩이골까지 쓸어내립니다. 이때 척추는 손대지 않도록 하세요. 이 동작을 여러 번 반복합니다.

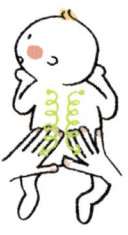

4 엉덩이 위
두 손바닥을 사용해 엉덩이 위쪽을 둥글게 둥글게 원을 그리듯이 엉덩이골 위쪽부터 옆구리까지 쓸어줍니다. 이때 요추골은 손대지 않도록 하세요. 허리까지 오면 하트를 그리듯 엉덩이골 위쪽으로 돌아갑니다. 이 동작을 여러 번 반복합니다.

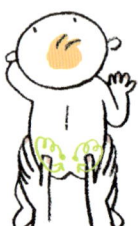

5 엉덩이 전체
한 손으로 엉덩이를 받치고서 손바닥으로 엉덩이를 엉덩이골 중심부터 위로 들어 올리듯이 문지른 후 바깥쪽으로 문지릅니다. 엉덩이의 다른 한쪽도 마찬가지로 마사지합니다. 이 동작을 여러 번 반복합니다. 이어서 두 손바닥을 엉덩이 중앙에 놓고 그대로 엉덩이를 들어 올린 뒤 바깥쪽으로 돌립니다. 이 동작을 여러 번 반복합니다.

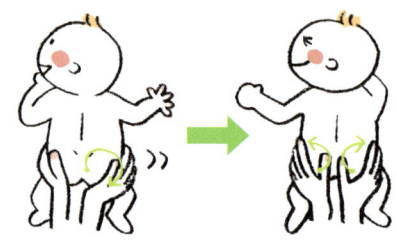

6 등과 엉덩이, 손
두 손바닥을 어깨에 올리고서 그대로 부드럽게 손끝까지 쓸어내립니다. 이어서 두 손바닥을 어깨에 올리고서 그대로 부드럽게 발끝까지 쓸어내립니다. 이 동작을 2번 반복합니다. 끝으로 "등과 엉덩이 마사지 끝났어" 하고 말해줍니다.

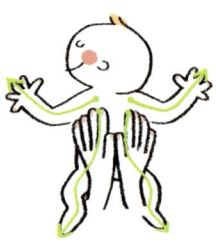

얼굴 마사지

1 까꿍놀이

다른 부분을 마사지한 뒤 이어서 얼굴 마사지를 할 때 마사지 오일을 더 바를 필요는 없습니다. 손에 남아 있는 오일로 충분합니다. 얼굴 마사지만 할 때는 손에 1~2방울 마사지 오일을 떨어뜨려 양손으로 비벼 따뜻하게 데웁니다. "얼굴 마사지 해줄게" 하고 말해줍니다. 얼굴을 만지는 것을 싫어하는 경우도 있으므로 먼저 아기의 얼굴 가까이에서 양손을 펼쳐 "우르르 까꿍" 하고 까꿍놀이를 합니다. 이걸 여러 번 반복합니다. 그런 다음 책상다리를 하거나 바로 앉아 아기의 머리를 엄마의 다리 위에 올립니다.

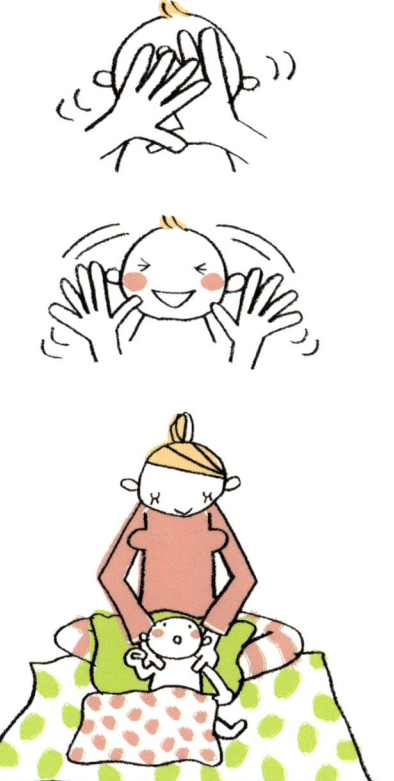

2 이마

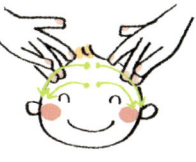

검지, 중지, 약지로 이마를 쓰다듬습니다. 먼저 이마의 머리카락이 나는 자리의 중앙에 세 손가락을 올리고서 그대로 귀밑 위까지 문지릅니다. 이 동작을 1~2번 반복합니다. 이어서 이마 중앙에 세 손가락을 올리고서 그대로 귀밑 위까지 문지릅니다. 이 동작을 1~2번 반복합니다.

3 눈썹과 볼

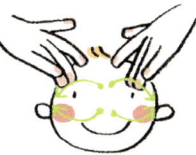

검지, 중지, 약지로 눈썹 위와 볼을 문지릅니다. 먼저 눈썹 위에 세 손가락을 올리고서 그대로 관자놀이까지 쓸어내립니다. 이 동작을 1~2번 반복합니다. 이어서 눈자위보다 조금 아래에 세 손가락을 올리고서 그대로 관자놀이까지 문지릅니다. 이 동작을 1~2번 반복합니다.

4 볼

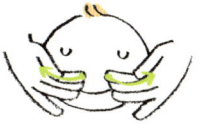

검지, 중지, 약지를 콧방울 옆에 올리고서 그대로 귀밑 아래까지 문지릅니다. 이 동작을 1~2번 반복합니다.

5 볼과 턱

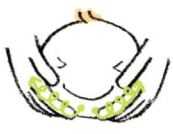

검지, 중지, 약지를 턱 중앙에 올리고서 둥글게 둥글게 원을 그리듯이 귀밑 위까지 문지릅니다. 이 동작을 1~2번 반복합니다. 끝으로 "얼굴 마사지 끝났어" 하고 말해줍니다.

영유아에게 사용하는 에센셜 오일과 식물성 오일, 플로럴 워터에 관해

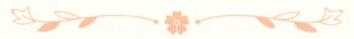

　원칙적으로는 아기와 유아에게 에센셜 오일을 사용하지 않습니다. 베이비 마사지를 할 때는 식물성 오일만을 사용합니다.(p.132 참조) 다만 지루성 피부염, 아토피성 피부염, 찰과상 등의 치료에 식물성 오일로 희석한 에센셜 오일을 국소적으로 사용하면 효과적인 경우가 있어요. 그 경우 사용할 수 있는 에센셜 오일은 임신 중에 사용할 수 있는 에센셜 오일과 같습니다.(p.61 참조) 식물에서 에센셜 오일을 추출할 때 나오는 플로럴 워터(p.27 참조)는 알레르기 반응이 없어서 에센셜 오일을 사용하지 못하는 시기에 매우 도움이 됩니다. 배합 성분으로 혼합물 없이 식물과 물만 사용한 것을 선택하세요.

플로럴 워터의 종류와 효과

캐모마일 워터
가려움증을 억제하는 기능이 있다. 아토피성 피부염으로 가칠가칠한 피부, 가려움증이 있는 피부에 도움이 된다.

라벤더 워터
항균 작용이 있다.
피부 감염이 생겼을 때 도움이 된다.

로즈 워터
촉촉한 피부를 유지하는 기능이 있다. 일상적으로 피부를 깨끗하게 유지하고 싶을 때 도움이 된다.

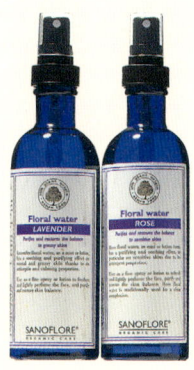

플로럴 워터
(사진 출처: HYPER PLANTS)

아기와 유아의 고민을
해소하기 위한
레시피 모음

R E C I P E

아기가 땀띠나 건조한 피부 같은 피부 트러블에 시달릴 때, 짜증을 내거나 밤에 울거나 할 때 아기의 마음 상태를 진정시키기 위해 사용할 수 있는 식물성 오일, 에센셜 오일, 플로럴 워터 레시피를 소개합니다.

아기와 유아의 고민

땀띠

아기 땀샘 속에 땀이 막혀 일어난다

땀띠는 흘린 땀이 땀샘 속에 막혀 염증을 일으킨 것으로, 목 주변이나 등처럼 땀이 막히기 쉬운 곳에 잘 생깁니다. 처음에는 붉은 뾰루지가 생기고, 염증을 일으키면 짓무르면서 가려움을 동반하게 됩니다.

땀띠가 발생하지 않도록 잠들기 시작할 무렵이나 산책할 때, 아기가 땀을 흘리면 재빨리 젖은 수건으로 닦아내거나 옷을 갈아입히세요.

레시피 1 — 닦아내기

붉게 변색된 땀띠

로즈 워터	적정량

플로럴 워터는 스프레이 타입이 많으므로 이것을 깨끗한 솜이나 거즈에 뿌려 적신 뒤 땀띠가 생기기 시작한 부위를 부지런히 닦아냅니다. 조금 짓무른 부분이 있을 때는 로즈 워터 대신 염증을 가라앉히는 기능이 있는 라벤더 워터를 사용하여 닦아내면 됩니다.

레시피 2 — 크림

곪은 부위

라벤더	1방울
티트리	1방울
밀랍	3g
호호바 오일	7cc

밀랍에 호호바 오일을 더해 녹인 뒤 에센셜 오일을 추가해 크림을 만듭니다.(p.45 참조) 이것을 곪은 부위에 바릅니다. 단, 염증이 심할 때는 의사와 상의하세요.

기저귀 발진

대소변의 자극으로 피부가 거칠어진다

아기 엉덩이에 기저귀가 닿는 부분이 붉어지거나 뾰루지가 생기는 것을 기저귀 발진이라고 합니다. 대소변 성분이 피부를 자극하면서 일어나는 거지요. 심해지면 짓물러져서 기저귀를 갈 때 아기가 울며 아파합니다. 기저귀 발진이 신경 쓰일 때는 기저귀를 자주 갈아주고, 갈아줄 때는 오일에 적신 솜으로 엉덩이를 닦고 잘 말려주세요.

레시피 1  닦아내기

기저귀를 갈 때

라벤더	1~3방울
티트리	1~3방울

세숫대야에 담은 뜨거운 물(42~44℃)에 2종류의 에센셜 오일을 떨어뜨려 깨끗한 솜을 담근 뒤 표면에 뜬 에센셜 오일을 걷어내듯이 솜을 건져 올려 가볍게 물기를 짭니다. 이것을 여러 장(1일분) 만들어 폴리에틸렌 용기에 보관해 기저귀를 갈 때 마무리로 엉덩이를 닦아내세요.

레시피 2  크림

곪았을 때

라벤더	1방울
티트리	1방울
밀랍	3g
호호바 오일	7cc

밀랍에 호호바 오일을 더해 녹인 뒤 에센셜 오일을 추가해 크림을 만듭니다.(p.45 참조) 이것을 붉게 짓무른 부위에 바릅니다. 단, 염증이 심할 때는 의사와 상의하세요.

아기와 유아의 고민

짜증

🌿 아기의 정서가 불안해지고 소리를 지르거나 울부짖는다

아기가 몸 상태는 괜찮은데 기분이 언짢아 울부짖기도 하고 날카롭게 구는 것을 짜증을 낸다고 합니다.

의학적으로 보면 영유아는 정신적으로 미숙하기 때문에 자신의 생각을 잘 전달하지 못하고, 이럴 때 흥분하면서 정서 불안을 초래한다고 생각할 수 있습니다. 짜증을 낼 때는 짜증을 줄일 수 있도록 돌봐주세요.

레시피 1

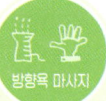
방향욕 마사지

기분 진정시키기

클라리세이지 ················· 1방울
(또는 스위트오렌지나 제라늄)

아로마 램프 등을 사용해 에센셜 오일의 향을 방에 확산시킵니다. 이 에센셜 오일(또는 위의 3종류 에센셜 오일을 블렌딩해서) 3방울을 20cc의 스위트아몬드 오일 또는 호호바 오일에 더해 마사지 오일을 만들어요(p.49 참조). 그리고 아기에게 말을 건네며 마사지를 해도 좋습니다.

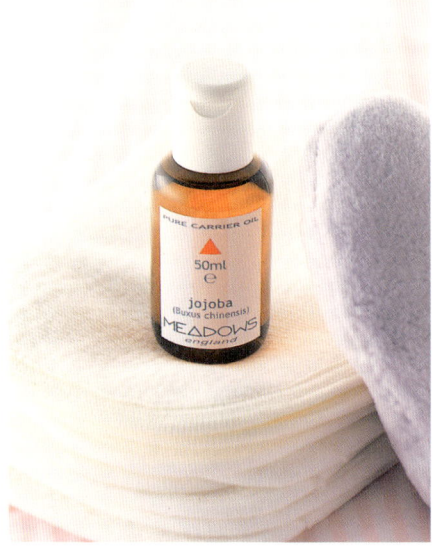

지루성 피부염

🌿 기름진 부분에 비듬이나 부스럼 딱지가 생긴다

아기의 머리나 이마, 어깨, 코 주변 등 피지선이 발달한 부위에 누런 부스럼 딱지가 생기는 것이 지루성 피부염입니다. 이는 피지와 세균에 의한 자극 때문에 피부가 염증을 일으키는 반응으로, 엄마의 호르몬 영향도 있어 피지 분비가 왕성한 생후 3개월 정도까지의 아기에게서 많이 볼 수 있어요. 지루성 피부염이 생기면 비누로 잘 씻습니다.

레시피 1  닦아내기
비듬이나 고름이 있는 피부염

로즈 워터 ············· 적정량

플로럴 워터는 스프레이 타입이 많으므로 이것을 깨끗한 솜이나 거즈에 뿌려 적신 뒤 습진이 생긴 부위를 닦아냅니다. 고름이 있을 때는 로즈 워터 대신 살균 작용이 강한 라벤더 워터를 사용해 닦아냅니다.

레시피 2  오일
곪아버린 염증

식물성 오일 ············· 적정량
(스위트아몬드 오일 또는 호호바 오일)

식물성 오일을 손에 덜어 부스럼 딱지가 생긴 부위에 바르면서 가볍게 문지릅니다. 불어난 부분에 수건 등을 사용해 가볍게 닦아내고 비누로 씻어냅니다. 식물성 오일 대신 마유나 백색 바셀린을 사용해도 좋아요.

아기와 유아의 고민

기침

🌿 호흡 소리나 다른 증상을 확인한다

아기가 기침할 때는 기분이 괜찮은지, 발열이나 구토 등 다른 증상은 없는지를 확인합니다. 증상이 기침뿐이고 기분도 좋고 식욕도 있으면 크게 걱정할 필요는 없어요. 환절기 등 아침저녁의 기온 변화가 심할 때나 취침 중 쌓인 분비물을 내뱉기 위해서도 기침이 나올 수 있거든요. 단, 수분을 섭취하지 못하고 잠을 못 자거나 거친 소리를 내는 등 신경이 쓰일 때는 의사와 상의하세요.

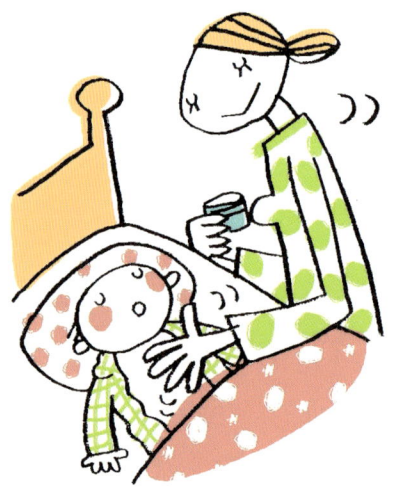

손바닥으로 마사지 오일을 비벼 따뜻하게 데운 뒤 천천히 원을 그리듯 아기의 가슴을 마사지해준다.

레시피 1 — 마사지 흡입

기침 가라앉히기

유칼립투스 라디아타	1방울
(또는 샌들우드 34, 티트리, 프랑킨센스)	
캐리어 오일	10cc
(스위트아몬드 오일 또는 호호바 오일)	

캐리어 오일에 에센셜 오일을 섞어 만든 마사지 오일(p.49 참조)을 가슴에 얇게 바른 뒤 부드럽게 쓸어줍니다. 따뜻한 물을 담은 세숫대야에 에센셜 오일을 3방울 떨어뜨려 흡입하게 해도 좋아요.

피부 건조

🌿 피지가 적고 자극에 약한 피부

아기의 피부 두께는 약 1mm 정도로, 성인의 반 정도 두께밖에 안 됩니다. 그리고 태어날 때 활발했던 피지선도 3개월이 지나면서부터는 활동이 뚝 떨어지면서 피지가 줄어들어 아기 피부는 건조하기 쉬운 상태가 되지요. 목욕만 해도 건조해질 정도입니다. 습도가 낮거나 침 등의 자극이 있으면 한층 더 까칠해지고 가려워질 수 있어요.

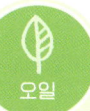

레시피 1 — 오일 사용하기

| 호호바 오일 | 적정량 |

아기의 피부를 깨끗하게 한 뒤 호호바 오일을 건조한 부위에 바릅니다. 깔끔한 감촉을 선호하는 경우에는 피부에 수분을 주고 피지 분비를 촉진하는 로즈 워터를 오일 대신 사용해도 좋습니다.

레시피 2 — 크림 사용하기

라벤더	1방울
티트리	1방울
밀랍	3g
호호바 오일	7cc

밀랍에 호호바 오일을 더해 녹인 뒤 2종류의 에센셜 오일을 추가해 크림을 만듭니다.(p.45 참조) 피부를 깨끗이 씻은 뒤 건조한 부위에 바릅니다.

> 아기와 유아의 고민

벌레 물림

🌿 **성인보다도
반응 강도가 세다**

아기가 벌레에 물리면 벌레가 지닌 독액이 몸속으로 들어가 피부가 붉어지는 증상이 나타납니다. 벌레에 물린 경험이 없는 아기는 면역이 없어 반응이 세게 나오기 쉽고, 벌레에 물리기만 해도 새빨갛게 부어오르는 경우도 종종 있어요. 벌레에 물린 뒤 발열이나 구토 등 피부 이외에도 다른 증상이 있을 때는 즉시 의사의 진료를 받아야 합니다.

레시피 1 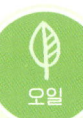 오일

염증 가라앉히기

- 라벤더 ·················· 1방울
- 티트리 ·················· 1방울
- 캐리어 오일 ············ 10cc
  (스위트아몬드 오일 또는 호호바 오일)

캐리어 오일에 2종류의 에센셜 오일을 추가해 염증 효과가 있는 오일을 만들어 벌레 물린 부위에 바릅니다. 수포가 올라올 것 같으면 라벤더 워터를 적신 솜으로 잘 닦아낸 뒤 이 오일을 바릅니다. 여러 번 발라줍니다.

레시피 2  스프레이

해충 대책 세우기

- 라벤더 ·················· 10방울
- 레몬 유칼립투스 ㉟ ··· 10방울
- 스위트아몬드 오일 ··· 10cc
- 정제수 ·················· 10cc

스프레이용 용기에 스위트아몬드 오일을 담은 뒤 2종류의 에센셜 오일과 정제수를 더합니다. 뚜껑을 닫고 잘 흔들면 해충 스프레이가 완성되지요. 가끔씩 아이 주변에 분사합니다.

밤중 울음

🌿 이유도 없이 울어 부모와 아이 모두 힘들어한다

한밤중에 문득 아기가 눈을 뜨고서 격하게 울어대는 밤중 울음은 생후 2개월 정도부터 시작되어 6~10개월경까지가 부모가 가장 많이 시달리는 시기예요.

아기에게 기억력이 생겨 낮에 느낀 흥분이 꿈속에서 재현되어 우는 것이다, 낮 동안의 운동량이 부족해서 우는 것이다, 여러 가지로 원인을 말하지만, 밤중 울음의 원인은 명확하게 알려지지 않았습니다.

레시피 1 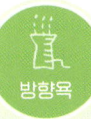 방향욕

머리맡에 두기

클라리세이지 ·············· 1방울
(또는 스위트오렌지나 제라늄)

휴지에 에센셜 오일을 1방울 떨어뜨려 머리맡에 둡니다. 또한 아로마 램프 등을 이용해 에센셜 오일 향을 방에 확산시켜도 좋아요. 밤중 울음이 심할 때는 방의 불을 켜고서 한 차례 완전히 깨워 진정하기를 기다리는 방법도 있습니다.

레시피 2  마사지

가슴과 다리 문지르기

스위트오렌지 ·············· 1방울
베르가모트 36 ·············· 1~2방울
캐리어 오일 ·············· 10cc
(스위트아몬드 오일 또는 호호바 오일)

캐리어 오일에 2종류의 에센셜 오일을 추가해 불안한 마음을 가라앉히고 마음을 달래주는 마사지 오일을 만듭니다.(p.49 참조) 이것을 손에 덜어 가슴과 다리, 손 등을 부드럽게 문지릅니다.

나가며

현대는 '마음의 병의 시대'라고 합니다. 사회구조가 더욱 복잡해지고, 스트레스로 인한 질병이 증가한 탓이지요. 그런데 이와 역행하듯이, 의료기기의 고도화로 직접 환자의 몸을 진료하고 접촉하는 일은 줄어들고 있습니다. 거기에 더해 의료 보험 체계의 위태로움으로 인해 셀프 케어를 권장하는 움직임 또한 여러 나라에서 뚜렷해지고 있습니다.

이런 시대일수록 아로마테라피는 그야말로 주목할 만한 자연요법이라고 할 수 있습니다. 에센셜 오일은 그 약효에 주목하여 증상에 따른 적확한 사용법을 익히면 가정이나 의료 현장에서 충분한 만족을 주는 좋은 도구입니다. 즉, 아로마테라피는 새로운 시대에 맞는 무수한 가능성을 지닌 치료법이라고 할 수 있습니다. 나아가서는 심신 치유와 더불어 종종 사람과 사람을 연결하는 역할을 해주기도 하지요.

그렇기에 저 역시 단순히 아로마테라피를 소개하는 책이 아니라, 가족과의 유대감 쌓기, 즉 본딩에 도움이 되는 새로운 아로마테라피 책을 쓰고 싶다는 일념으로 오랜 시간 컴퓨터 앞에 앉았습니다. 부디 이 책이 모든 엄마와 아기에게 많은 도움이 되기를 바랍니다.

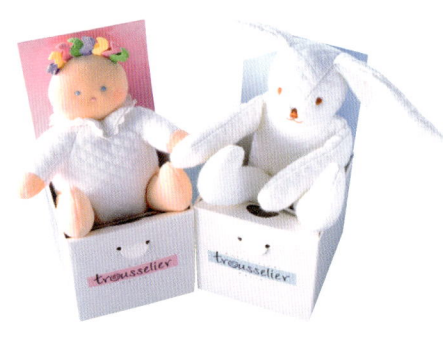

사메지마 고지 드림

아로마 오일 체크리스트

본문에 나오는 캐리어 오일이나 에센셜 오일 위에 표시된 번호는
아로마테라피의 레시피 활용에 도움을 드리기 위한 것입니다.

1 살구씨 오일	047	18 로즈우드 오일	075
2 아보카도 오일	047	19 프랑킨센스 오일	075
3 포도씨 오일	047	20 클라리세이지 오일	077
4 소맥 배아 오일	047	21 로만 캐모마일 오일	077
5 스위트아몬드 오일	047	22 일랑일랑 오일	077
6 호호바 오일	047	23 로즈 오일	077
7 로즈힙 오일	047	24 마조람 오일	083
8 라벤더 오일	065	25 주니퍼 오일	087
9 페퍼민트 오일	065	26 레몬 오일	087
10 로즈메리 캠퍼 오일	069	27 팔마로사 오일	099
11 그레이프프루프 오일	070	28 클로브 오일	101
12 사이프러스 오일	070	29 재스민 오일	101
13 주니퍼 오일	070	30 유칼립투스 라디아타 오일	115
14 티트리 오일	070	31 오레가노 오일	117
15 헬리크리섬 오일	073	32 파촐리 오일	121
16 네롤리 오일	075	33 유칼립투스 오일	125
17 제라늄 오일	075	34 샌들우드 오일	146

에센셜 오일의 종류와 효과 일람표

이 책에 나오는 에센셜 오일이 어떤 고민에 효과적인지 한눈에 알 수 있도록 일람표로 정리했습니다. 에센셜 오일은 향의 특징으로 분류되어 있습니다. 2종류 이상의 에센셜 오일을 블렌딩할 때는 같은 계열의 에센셜 오일이나 이웃 계열의 에센셜 오일이 상성이 좋다고 하니 참고하세요. 또한 에센셜 오일의 톤(휘발도)을 에센셜 오일

고민		플로럴 계열						감귤류 계열					허브
		재스민	라벤더	제라늄	네롤리	로즈	로만 캐모마일	그레이프프루트	스위트오렌지	베르가모트	만다린	레몬	클라리세이지
임신 초기	식욕 부진		●		●			●	●	●	●	●	
	입덧		●		●			●	●	●	●	●	○
임신 중기부터 후기	다리 경련		●	●			●						●
	치질		●	●				●				●	
	질염		●										
	정맥류		●	●				●				●	
	임신선		●	●	●	●	●		●		●		
	임신우울증		●	●	●	●	●	●	●	●	●	●	●
	치통		●					●					
	빈혈							●	●	●	●	●	
	불면증		●	●	●		●		●	●			●
	변비			●	●			●					
	속쓰림		●	●			●	●	●	●		●	
	부종		●					●		●	●	●	
	요통·배통		●	●		●	●						●
출산 시기	긴장		●	●	●		●						●
	진통	●	●	●	●		●						●
	미약 진통	●	●	●	●		●						●

칸마다 색으로 표시하고 있습니다. 분홍색은 가장 휘발이 빠른 톱 노트, 파란색은 휘발 속도가 중간인 미들 노트, 녹색은 천천히 휘발하는 베이스 노트입니다. 톤이 다른 에센셜 오일끼리 조합하면 향을 오래 즐길 수 있습니다.

※ 플로럴 계열, 감귤류 계열과 함께 마지막의 이국적인 계열 옆에 플로럴 계열, 그 옆은 감귤류 계열로, 이처럼 향의 계열은 고리 형태로 존재합니다.
○ = 방향욕으로만 사용할 수 있는 에센셜 오일

계열			수목 계열							스파이스 계열	수지 계열	이국적인 계열			
페퍼민트	마조람	로즈메리 캠퍼	사이프러스	주니퍼	티트리	헬리크리섬	유칼립투스 라디아타	레몬 유칼립투스	로즈우드	클로브	프랑킨센스	일랑일랑	샌들우드	파촐리	팔마로사
○									●						
○			○	○								○			
●	●	●	●												
			●	●	●										
					●										
			●	●	●	●									
						●			●		●	●			
●	●								●			●			
●				●					●	●			●		
●															
		●							●		●	●	●	●	
●	●	●		●											
●															
			●	●								●			
●	●	●		●		●						●			
	●	●							●			●			
●	●	●		●							●	●			●
●		●									●				

고민	에센셜 오일 종류	플로럴 계열						감귤류 계열					허브
		재스민	라벤더	제라늄	네롤리	로즈	로만 캐모마일	그레이프프루트	스위트오렌지	베르가모트	만다린	레몬	클라리세이지
출산 이후	후진통	●	●	●	●		●						●
	회음부 통증		●	●			●			●		●	
	젖몸살		●		●	●							
	손목부터 어깨까지 각종 통증		●	●		●	●					●	
	유선염		●	●		●							
	냉증		●	●	●			●	●	●		●	
	방광염		●			●		●		●			
	모유 분비 어려움	●	●	●									●
	산후우울증	●	●	●	●	●	●	●	●	●	●	●	
	부종		●	●				●	●	●	●	●	
영유아	땀띠		●		●	●							
	기저귀 발진		●		●	●							
	짜증		●	●	●		●		●				●
	지루성 피부염		●		●	●							
	기침		●		●		●						
	피부 건조		●	●	●	●	●						
	벌레 물림		●	●									
	밤중 울음		●	●	●	●	●		●	●			●

	계열			수목 계열						스파이스 계열	수지 계열	이국적인 계열			
	페퍼민트	마조람	로즈메리 캠퍼	사이프러스	주니퍼	티트리	헬리크리섬	유칼립투스 라디아타	레몬 유칼립투스	로즈우드	클로브	프랑킨센스	일랑일랑	샌들우드	파촐리	팔마로사
											●		●			●
				●	●	●				●						
						●										
	●	●	●	●				●					●			
	●	●		●	●			●								
			●													
						●	●					●		●		
	●	●	●					●					●			●
	●	●	●						●			●	●		●	●
	●	●	●	●		●										
						●										
						●										
						●										
				●		●		●				●	●			
						●										
	●					●		●	●						●	
												●	●			

에센셜 오일 & 허브 소개

이 책에 나오는 에센셜 오일과 허브를 자세히 알고 싶을 때 도움이 되는 목록으로, 오일과 허브에 따라 그 성분과 효능, 특징을 알 수 있는 가이드를 소개합니다.

클로브
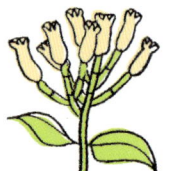
- **학명**: Eugenia caryophyllata
- **과명**: 도금향과 ● **주요 산지**: 마다가스카르 ● **추출 부위**: 꽃봉오리
- **추출 방법**: 수증기 증류법 ● **주요 성분**: 오이게놀 75%, 초산오이게닐 10%, β-카리오필렌 10% ● **주요 작용**: 강장 기능 강화, 항바이러스, 살균, 구충, 최음, 신경 마비 ● **향의 특징**: 톡 쏘는 매콤한 향

※임산부, 영유아는 사용을 피한다.

사이프러스
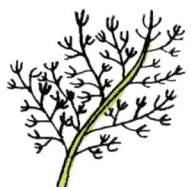
- **학명**: Cupressus sempervirens
- **과명**: 측백나무과 ● **주요 산지**: 프랑스 ● **추출 부위**: 잎, 구과(과실) ● **추출 방법**: 수증기 증류법 ● **주요 성분**: α-피넨 40%, δ-3-카렌 25%, 세드롤 5% ● **주요 작용**: 울체 제거, 수렴(정맥류, 치질, 부종), 호르몬 조절, 진해 ● **향의 특징**: 매콤함이 어우러진 상쾌한 나무 향

※임신 초기에는 사용을 피한다.

일랑일랑
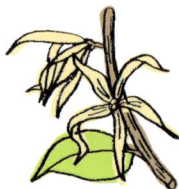
- **학명**: Cananga odorata ● **과명**: 포포나무과 ● **주요 산지**: 마다가스카르 ● **추출 부위**: 꽃 ● **추출 방법**: 수증기 증류법 ● **주요 성분**: 리날로올 55%, 초산벤질 25%, p-크레실메틸에테르 16%, 안식향산벤젤 10% ● **주요 작용**: 혈압 강하, 최음, 소독, 진정, 항우울. 호르몬 균형을 조절하는 기능이 있는 것으로 유명 ● **향의 특징**: 달콤하면서 관능적인 꽃 향

샌들우드
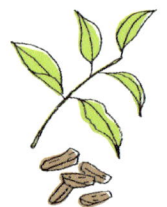
- **학명**: Santalum album ● **과명**: 단향과 ● **주요 산지**: 인도 ● **추출 부위**: 나무 ● **추출 방법**: 수증기 증류법 ● **주요 성분**: β-산탈롤 40%, α-산탈롤 20%, Eα산탈롤 10% ● **주요 작용**: 울체 제거, 심장 기능 강화(치질, 정맥류), 항감음(방광염), 최음 ● **향의 특징**: 달콤한 오리엔탈 향

※임신 초기에는 사용을 피한다.

클라리세이지
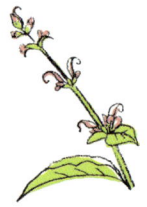
- **학명**: Salvia sclarea ● **과명**: 꿀풀과 ● **주요 산지**: 프랑스 ● **추출 부위**: 꽃과 잎 ● **추출 방법**: 수증기 증류법 ● **주요 성분**: 초산리날릴 70%, 리날로올 20%, 스클라레올 2% ● **주요 작용**: 유사 에스트로겐 작용, 건위, 항우울, 항경련, 자궁 기능 강화(분만 촉진), 통경 ● **향의 특징**: 포근한 허브 향

※임신 초기에는 사용을 피한다.

재스민
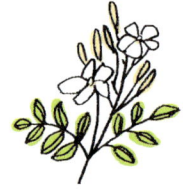
- **학명**: Jasminum grandiflorum
- **과명**: 물푸레나무과 ● **주요 산지**: 이집트 ● **추출 부위**: 꽃 ● **추출 방법**: 용제 추출법 ● **주요 성분**: 초산벤질 35%, 안식향산벤질 25%, 피톨 15%, 시스자스몬 ● **주요 작용**: 최음, 진정·신경 안정(분만 촉진) ● **향의 특징**: 이국적이고 우아한 향

※미량으로 강력한 방향, 임산부, 영유아는 사용을 피한다.(방향욕은 가능)

그레이프프루트
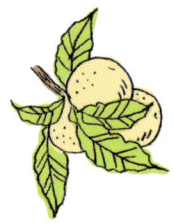
- **학명**: Citrus Paradisi ● **과명**: 운향과 ● **주요 산지**: 이스라엘 ● **추출 부위**: 열매껍질 ● **추출 방법**: 압착법 ● **주요 성분**: 리모넨 80%, 쿠마린 ● **주요 작용**: 림프계를 자극해 부종 개선, 공기 중의 살균, 항우울(임신 중 불쾌감), 소화기관 연동 운동 촉진, 이뇨 ● **향의 특징**: 새콤달콤하고 상쾌한 향

※광독성이 있으므로 피부에 직접 바르지 않을 것.

주니퍼
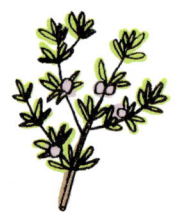
- **학명**: Juniperus communis ● **과명**: 측백나무과 ● **주요 산지**: 프랑스 ● **추출 부위**: 과실(베리) ● **추출 방법**: 수증기 증류법 ● **주요 성분**: α-피넨 30%, 사비넨 25%, 리모넨, 테르피넨4올 ● **주요 작용**: 해독·이뇨(부종), 살균(방광염, 질염), 소화 기능 강화(식욕 감퇴), 통경 ● **향의 특징**: 우디한 향 속에 달콤함이 섞인 가벼운 향

※신장 질환이 있는 사람, 임산부, 영유아는 삼가도록 한다.

라벤더 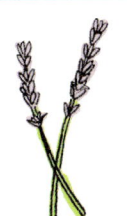	•**학명:** Lavandula officinalis •**과명:** 꿀풀과 •**주요 산지:** 프랑스 •**추출 부위:** 꽃 •**추출 방법:** 수증기 증류법 •**주요 성분:** 초산리날릴 48%, 리날로올 40%, 테르피넨4올 •**주요 작용:** 항바이러스·살균(피부 상처 소독), 진정·진통(스트레스, 불면, 신경과민), 통경, 육아 조직 형성 촉진 •**향의 특징:** 달콤한 꽃 향	**파촐리** 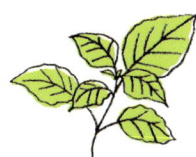	•**학명:** Pogostemon patchouli •**과명:** 꿀풀과 •**주요 산지:** 인도 •**추출 부위:** 꽃과 잎 •**추출 방법:** 수증기 증류법 •**주요 성분:** 파출롤 40%, β–불네센 20%, α–불네센 15% •**주요 작용:** 울혈 제거, 항염증(습진), 정맥 순환 촉진(치질, 정맥류), 피부 질환에 효과적 •**향의 특징:** 무거운 매콤한 향 ※임신 초기에는 사용을 피한다.
스위트오렌지 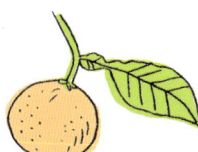	•**학명:** Citrus sinensis •**과명:** 운향과 •**주요 산지:** 이탈리아 •**추출 부위:** 열매껍질 •**추출 방법:** 압착법 •**주요 성분:** 리모넨 80%, 리날로올, 푸로쿠마린 •**주요 작용:** 공기 중의 살균, 소화 촉진(변비), 정신 안정 •**향의 특징:** 달콤한 과일 향 ※광독성이 있음(감귤류 에센셜 오일 중에서는 가장 광독성이 낮으나 피부에 사용한 후 직사광선은 피한다.)	**팔마로사** 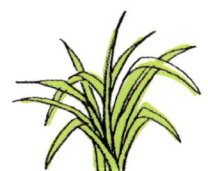	•**학명:** Cymbopogon martinii •**과명:** 볏과 •**주요 산지:** 인도 •**추출 부위:** 줄기와 잎 •**추출 방법:** 수증기 증류법 •**주요 성분:** 게라니올 70%, 초산게라닐 15%, 리날로올 10% •**주요 작용:** 항바이러스, 항균, 항불안, 수렴, 진통, 피부 탄력 회복, 호르몬 기능 강화(출산 시), 피부 질환에 효과적 •**향의 특징:** 가벼운 상쾌함과 장미를 연상시키는 꽃 향
제라늄 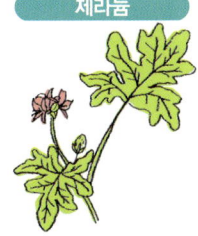	•**학명:** Pelargonium odoratissimum •**과명:** 쥐손이풀과 •**주요 산지:** 모로코 •**추출 부위:** 꽃과 잎 •**추출 방법:** 수증기 증류법 •**주요 성분:** 시트로넬롤 40%, 게라니올 20%, 리날로올 10% •**주요 작용:** 강장, 항균, 호르몬 조절, 이뇨 •**향의 특징:** 장미를 연상시키는 꽃 향 ※임신 초기에는 사용을 피한다.	**프랑킨센스** 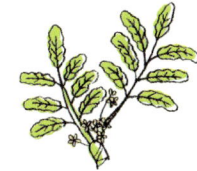	•**학명:** Boswellia carterii •**과명:** 감람과 •**주요 산지:** 인도 •**추출 부위:** 수지 •**추출 방법:** 수증기 증류법 •**주요 성분:** α–피넨 35%, 파라시멘 35%, 리모넨 10% •**주요 작용:** 울체 제거(부종), 항우울, 항염증(건초염), 항카타르, 면역 기능 강화 •**향의 특징:** 맑고 깨끗한 발삼 향
티트리 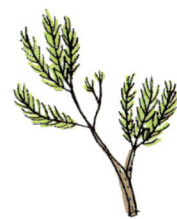	•**학명:** Melaleuca alternifolia •**과명:** 도금양과 •**주요 산지:** 호주 •**추출 부위:** 잎 •**추출 방법:** 수증기 증류법 •**주요 성분:** 테르피넨4올 45%, γ–테르피넨 15%, 파라시멘, 1,8시네올 5% •**주요 작용:** 항바이러스·항균·항진균(인플루엔자, 칸디다질염), 면역 기능 강화(꽃가루알레르기) •**향의 특징:** 톡 쏘는 듯한 상쾌한 향	**페퍼민트** 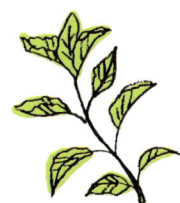	•**학명:** Mentha piperita •**과명:** 꿀풀과 •**주요 산지:** 프랑스 •**추출 부위:** 꽃과 잎 •**추출 방법:** 수증기 증류법 •**주요 성분:** L–멘톨 40%, γ–테르피넨 20%, 멘톤 20% •**주요 작용:** 강장 기능 강화, 항카타르(비충혈), 신경 강화(우울), 진정(두통) •**향의 특징:** 멘톨의 상쾌한 향
네롤리 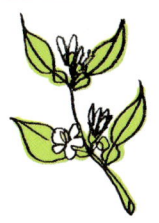	•**학명:** Citrus aurantium •**과명:** 운향과 •**주요 산지:** 이탈리아, 튀니지 •**추출 부위:** 꽃 •**추출 방법:** 수증기 증류법 •**주요 성분:** 리날로올 30%, 리모넨 15%, β–피넨 10%, 네롤리돌 5%, 초산리날릴 5% •**주요 작용:** 항균, 최음, 소화 촉진, 신경 안정(우울, 패닉 장애) •**향의 특징:** 우아하고 아름다운 향	**헬리크리섬** 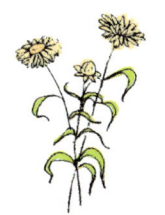	•**학명:** Helychrysum italicum •**과명:** 국화과 •**주요 산지:** 프랑스 •**추출 부위:** 줄기 •**추출 방법:** 수증기 증류법 •**주요 성분:** 초산네릴 75%, β–디온 15%, 1,8시네올 15%, 프로피온산네릴 10% •**주요 작용:** 혈종 제거, 혈액 응고 방지(정맥류), 항경련, 진정 •**향의 특징:** 베리와 비슷한 가벼운 향 ※임산부, 영유아는 삼가도록 한다.

베르가모트

- **학명**: Citrus bergamia ●**과명**: 운향과 ●**주요 산지**: 이탈리아 ●**추출 부위**: 열매껍질 ●**추출 방법**: 압착법 ●**주요 성분**: 초산리날릴 65%, 리날로올 20%, 1,8시네올 3% ●**주요 작용**: 정신적·육체적 기능 강화(피로 회복), 최음·호르몬을 높인다(난소 기능 부전) ●**향의 특징**: 약간의 달콤함이 느껴지는 상큼한 향

레몬 유칼립투스

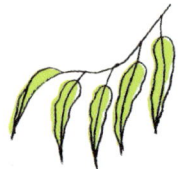

- **학명**: Eucalyptus citriodora ●**과명**: 도금양과 ●**주요 산지**: 중국 ●**추출 부위**: 잎 ●**추출 방법**: 수증기 증류법 ●**주요 성분**: 시트로넬랄 50%, 초산시트로넬릴 15%, 시트로넬롤 ●**주요 작용**: 항바이러스·항균(감염증), 항염증·진정·진통(근육통), 곤충 기피 ●**향의 특징**: 날카로우면서 상쾌한 향

※임산부, 영유아는 사용을 피한다.(방향욕은 가능)

마조람

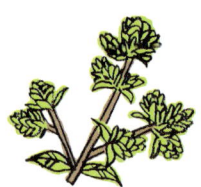

- **학명**: Origanum majorana ●**과명**: 꿀풀과 ●**주요 산지**: 이집트 ●**추출 부위**: 꽃송이가 달린 줄기의 끝 ●**추출 방법**: 수증기 증류법 ●**주요 성분**: 테르피넨4올 25%, γ-테르피넨 20%, α-테르피넨 10% ●**주요 작용**: 항바이러스·항균(감염증), 항염증(건초염), 부교감신경 기능 강화(스트레스, 자율신경 불균형) ●**향의 특징**: 날카로우면서도 깊이 있는 향

※임신 초기에는 사용을 피한다.

로즈

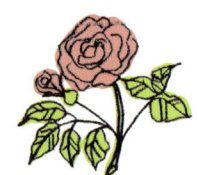

- **학명**: Rosa damascena ●**과명**: 장미과 ●**주요 산지**: 불가리아, 튀르키예 ●**추출 부위**: 꽃 ●**추출 방법**: 수증기 증류법 ●**주요 성분**: 시트로넬롤 50%, 게라니올 20%, 네롤 10% ●**주요 작용**: 최음, 수렴, 신경 기능 강화(우울), 통경, 피부 조직 기능 활성화 ●**향의 특징**: 진하고 기품 있는 향

※임신 초기에는 사용을 피한다.

만다린

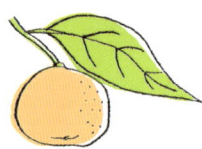

- **학명**: Citrus reticulata ●**과명**: 운향과 ●**주요 산지**: 이탈리아 ●**추출 부위**: 과피 ●**추출 방법**: 압착법 ●**주요 성분**: 리모넨 95%, 리날로올 ●**주요 작용**: 항바이러스·항균(공기 청정), 항염증(피부 염증), 교감신경 진정(스트레스, 신경과민, 흥분, 불안증), 장내 기능 강화 ●**향의 특징**: 톡 쏘는 과일 향

※광독성이 있다.

로즈우드

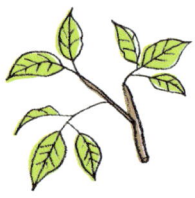

- **학명**: Aniba rosaeodora ●**과명**: 녹나무과 ●**주요 산지**: 브라질 ●**추출 부위**: 목질부 ●**추출 방법**: 수증기 증류법 ●**주요 성분**: 리날로올 98%, α-테르피네올 2% ●**주요 작용**: 항알레르기, 항바이러스·항균(감염증), 항염증, 강장, 거담, 최음, 진정(피부 트러블, 심신 피로) ●**향의 특징**: 장미와 비슷한 꽃 향과 옅은 나무 향

유칼립투스 라디아타

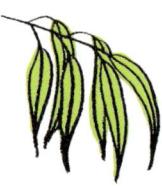

- **학명**: Eucalyptus radiata ●**과명**: 도금양과 ●**주요 산지**: 호주 ●**추출 부위**: 잎 ●**추출 방법**: 수증기 증류법 ●**주요 성분**: 1,8시네올 70%, α-테르피네올 15%, α-피넨 10% ●**주요 작용**: 면역 기능 강화(피로 회복), 거담, 항바이러스·항균(감기 초기), 항염증(근육통) ●**향의 특징**: 청량감이 느껴지는 상쾌한 향

※임산부, 영유아는 삼가도록 한다.

로즈메리 캠퍼

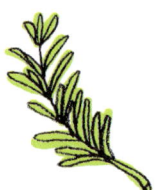

- **학명**: Rosmarinus officinalis ●**과명**: 꿀풀과 ●**주요 산지**: 포르투갈 ●**추출 부위**: 잎 ●**추출 방법**: 수증기 증류법 ●**주요 성분**: α-피넨 20%, 캄펜 15%, 캠퍼 20%, 1,8시네올 18% ●**주요 작용**: 담즙 분비 촉진, 항감염, 신경·근육 기능 강화(근육통) ●**향의 특징**: 자극적이고 날카로운 향

※임산부, 영유아는 삼가도록 한다.

레몬

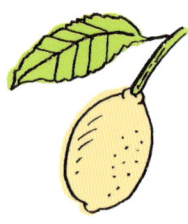

- **학명**: Citrus limon ●**과명**: 운향과 ●**주요 산지**: 이탈리아 ●**추출 부위**: 열매껍질 ●**추출 방법**: 압착법 ●**주요 성분**: 리모넨 70%, β-피넨 10%, 사비넨, 쿠마린 ●**주요 작용**: 간·신장 기능 향상, 혈압 강하, 혈당치 저하, 살균, 소화 촉진, 말초혈관 확장(혈액순환 촉진, 치질, 정맥류), 면역 기능 강화, 피부 수렴 ●**향의 특징**: 상큼하고 산뜻한 향

※광독성이 있다. 피부에 직접 바르지 않을 것.

로만 캐모마일

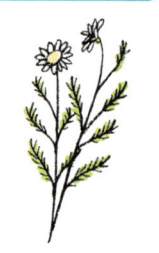

- **학명**: Anthemis nobilis ●**과명**: 국화과 ●**주요 산지**: 프랑스 ●**추출 부위**: 꽃 ●**추출 방법**: 수증기 증류법 ●**주요 성분**: 안젤산이소부틸 30%, 안젤산이소아밀 20%, 피노카르븐 15%, 메틸알릴 ●**주요 작용**: 항염증(염증성 피부), 항경련(편두통), 식욕 증진, 진정(불면, 우울), 통경 ●**향의 특징**: 달콤하면서 연한 사과 향

※임신 초기에는 방향욕만 사용 가능.

허브

오레가노
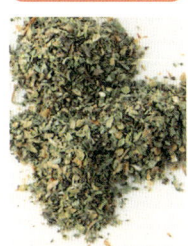
- **학명:** Origanum vulgare
- **과목:** 꿀풀과
- **사용 부위:** 잎
- **주요 성분:** 탄닌산, 고미질
- **주요 작용:** 소화 촉진, 건위·정장, 릴랙스 효과, 기침 멈춤, 피로·멀미·신경성 두통·호흡기관의 감염증 개선
- **맛의 특징:** 쌉쌀하고 매콤한 맛

펜넬
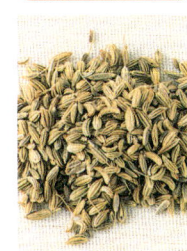
- **학명:** Foeniculum vulgare
- **과목:** 미나리과
- **사용 부위:** 씨앗
- **주요 성분:** 비타민, 플라보노이드(루틴 등), 미네랄
- **주요 작용:** 이뇨, 강장, 진정, 모유 분비 촉진, 장내 가스 배출, 부종·식욕 부진·비만·변비·갱년기 장애 개선
- **맛의 특징:** 매콤한 향의 깔끔한 맛

오렌지 껍질
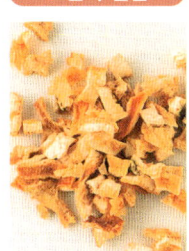
- **학명:** Citrus sinensis
- **과목:** 운향과
- **사용 부위:** 열매껍질
- **주요 성분:** 나린진을 함유한 쓴맛 물질, 비타민C, 플라보노이드
- **주요 작용:** 진정, 이뇨, 살균, 소화 촉진 불면증 개선
- **맛의 특징:** 새콤달콤한 과일 맛

페퍼민트
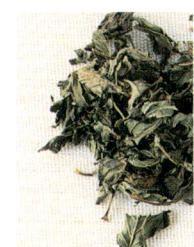
- **학명:** Mentha piperita
- **과목:** 꿀풀과
- **사용 부위:** 잎
- **주요 성분:** 아줄렌, 카로티노이드 에센셜 오일(멘톨, 멘톤), 플라보노이드
- **주요 작용:** 살균, 발한, 이뇨, 항경련, 식욕 부진·변비·빈혈·방광염·비만·신경 불안·꽃가루알레르기·입덧 개선
- **맛의 특징:** 멘톨의 상쾌한 풍미

진저
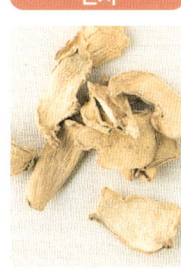
- **학명:** Zingiber
- **과목:** 생강과
- **사용 부위:** 뿌리줄기
- **주요 성분:** 쇼가올, 진저롤
- **주요 작용:** 소화 촉진, 순환기관 활성화, 구역질·멀미·입덧·냉증 개선
- **맛의 특징:** 매콤하고 자극적인 맛

라즈베리잎
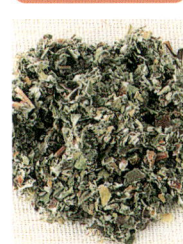
- **학명:** Rubus idaeus
- **과목:** 장미과
- **사용 부위:** 잎
- **주요 성분:** 탄닌, 비타민B군·비타민C, 플라갈린, 플라보노이드, 펙틴, 미네랄(철, 칼슘 외)
- **주요 작용:** 강장, 자궁 자극, 수렴, 소화 촉진 작용, 철분 보급, 모유의 영양가를 높이며 모유 분비 촉진.
- **맛의 특징:** 순한 맛

쐐기풀
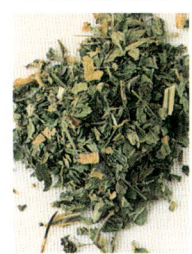
- **학명:** Urtica dioica
- **과목:** 쐐기풀과
- **사용 부위:** 잎
- **주요 성분:** 폼산, 아세틸콜린, 카로티노이드, 클로로필, 히스타민, 비타민C, 미네랄(철, 규소, 칼륨 외)
- **주요 작용:** 강장, 이뇨, 정혈, 항알레르기, 모유 분비 촉진.
- **맛의 특징:** 부드러운 풀 향

린덴(꽃)
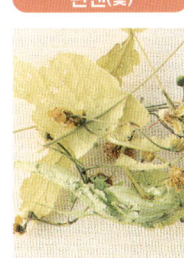
- **학명:** Tilia europaea
- **과목:** 참피나무과
- **사용 부위:** 꽃과 꽃턱잎
- **주요 성분:** 사포닌, 에센셜 오일(파르네솔), 점액질, 플라보노이드 배당체
- **주요 작용:** 진경, 진정, 정화, 발한 작용, 불면증·두통·위장 기능 저하·관절염·고혈압·신경 피로 개선
- **맛의 특징:** 약간 달콤하고 우아한 풍미

참고문헌

『NARD 케모타입 에센셜 오일』 너드재팬

『베이직 아로마테라피 사전』 하야시 신이치로 편집/도쿄도슛판(동경당출판)

『아기가 무럭무럭 베이비 마사지』 모리타 레이코·이마무라 리에코 지음/니혼분게이샤(일본문예사)

『아로마테라피 '방향 요법'의 이론과 실제』 Robert Tisserand 지음/프레이그런스저널사

『아로마테라피 사전』 Patricia Davis 지음/프레이그런스저널사

『아로마테라피 에센셜 오일 활용 핸드북』 사사키 가오루 지음/이케다쇼텐(이케디서점)

『아로마테라피를 위한 84가지 에센셜 오일』 Wanda Sellar 지음/프레이그런스저널사

『아로마테라피와 마사지를 위한 캐리어 오일 사전』 Len Price 외 지음/도쿄도슛판(동경당출판)

『에센셜 오일 도감』 Julia Lawless 지음/도쿄아로마테라피칼리지

『여성에게 효과적인 아로마테라피』 사메지마 고지 지음/슈후노토모샤(주부의 친구사)

『여성을 위한 아로마테라피』 Maggie Tisserand 지음/프레이그런스저널사

『임신과 출산의 허브 의학』 Anne McIntyre 지음/프레이그런스저널사

『처음 만나는 육아 백과』 시오미 도시유키 외 지음/쇼가쿠칸(소학관)

『첫 아로마테라피』 사사키 가오루 감수/이케다쇼텐(이케다서점)

『첫 육아』 슈후노토모샤(주부의 친구사) 편집/슈후노토모샤(주부의 친구사)

『허브차』 사사키 가오루 감수/이케다쇼텐(이케다서점)

취재협력

사사키 가오루(생활의 나무)